中医历代名家学术研究丛书

主编 潘桂娟

Academic Research Series of Famous
Doctors of Traditional Chinese
Medicine through the Ages

"十三五"国家重点图书出版规划项目

王静波 编著

马莳

中国中医药出版社

·北京·

图书在版编目（CIP）数据

中医历代名家学术研究丛书．马莳 / 潘桂娟主编；王静波编著．
—北京：中国中医药出版社，2017.9
ISBN 978-7-5132-1745-3

Ⅰ．①中…　Ⅱ．①潘…　②王…　Ⅲ．①中医学—临床医学—
经验—中国—明代　Ⅳ．① R249.1

中国版本图书馆 CIP 数据核字（2013）第 291467 号

中国中医药出版社出版

北京市朝阳区北三环东路 28 号易亨大厦 16 层
邮政编码　100013
传真　010 64405750
河北新华第二印刷有限责任公司印刷
各地新华书店经销

开本 880×1230　1/32　印张 5.5　字数 141 千字
2017 年 9 月第 1 版　2017 年 9 月第 1 次印刷
书号　ISBN 978 - 7 - 5132 - 1745 - 3

定价　42.00 元
网址　www.cptcm.com

社 长 热 线　010-64405720
购 书 热 线　010-89535836
侵 权 打 假　010-64405753

微信服务号　zgzyycbs
微商城网址　https://kdt.im/LIdUGr
官 方 微 博　http://e.weibo.com/cptcm
天猫旗舰店网址　https://zgzyycbs.tmall.com

如有印装质量问题请与本社出版部联系（010 64405510）

2005 年度国家"973"计划课题"中医理论体系框架结构与内涵研究"（编号：2005CB532503）

2009 年度科技部基础性工作专项重点项目"中医药古籍与方志的文献整理"（编号：2009FY120300）子课题"古代医家学术思想与诊疗经验研究"

2013 年度国家"973"计划项目"中医理论体系框架结构研究"（编号：2013CB532000）

国家中医药管理局重点研究室"中医理论体系结构与内涵研究室"建设规划

"十三五"国家重点图书、音像、电子出版物出版规划（医药卫生）

前言

中医理论肇始于《黄帝内经》《难经》，本草学探源于《神农本草经》，辨证论治及方剂学发轫于《伤寒杂病论》。在此基础上，历代医家结合自身的思考与实践，提出独具特色的真知灼见，不断革故鼎新，充实完善，使得中医药学具有系统的知识体系结构、丰富的原创理论内涵、显著的临床诊治疗效、深邃的中国哲学背景和特有的话语表达方式。历代医家本身就是"活"的学术载体，他们刻意研精，探微索隐，华叶递荣，日新其用。因此，中医药学发展的历史进程，始终呈现出一派继承不泥古、发扬不离宗的繁荣景象。

中国中医科学院中医基础理论研究所，自 2008 年起相继依托 2005 年度国家"973"计划课题"中医学理论体系框架结构与内涵研究"、2009 年度科技部基础性工作专项重点项目"中医药古籍与方志的文献整理"子课题"古代医家学术思想与诊疗经验研究"、2013 年度国家"973"计划项目"中医理论体系框架结构研究"，以及国家中医药管理局重点研究室"中医理论体系结构与内涵研究室"建设规划，联合北京中医药大学等 16 所高等院校及科研和医疗机构的专家、学者，选取历代具有代表性或学术特色突出的医家，系统地阐释与解析其代表性学术思想和诊疗经验，旨在发掘与传承、丰富与完善中医理论体系，为提升中医师理论水平和临床实践能力和水平提供参考和借鉴。本套丛书即是此系列研究阶段性成果总结而成。

综观历史，凡能称之为"大医"者，大都博览群书，学问淹博赅洽，集百家之言，成一家之长。因此，我们以每位医家独立成书，尽可能尊重原著，进行总结、提炼和阐发。此外，本丛书的另一个特点是，将医家特色学术观点与临床实践相印证，尽可能选择一些典型医案，用以说明理论的实践价值，便于临床施用。本丛书现已列入《"十三五"国家重点图书、音像、电子出版物出版规划》中的"医药卫生"重点图书出版计划，并将于"十三五"期间完成此项出版计划，拟收载历代102名中医名家，总字数约1600万。

丛书各分册作者，有中医基础学科和临床学科的资深专家、国家及行业重点学科带头人，也有中青年教师、科研人员和临床医师中的学术骨干，分别来自全国高等中医院校、科研机构和临床单位。从学科分布来看，涉及中医基础理论、中医各家学说、中医医史文献、中医经典及中医临床基础、中医临床各学科。全体作者以对中医药事业的拳拳之心，共同努力和无私奉献，历经数年成就了这份艰巨的工作，以实际行动切实履行了传承、运用、发展中医药学术的重大使命。

在完成上述科研项目及丛书撰写、统稿与审订的过程中，研究团队暨编委会和审订委员会全体成员，精益求精之心始终如一。在上述科研项目负责人、丛书总主编、中国中医科学院中医基础理论研究所潘桂娟研究员主持下，由常务副主编张宇鹏副研究员、陈曦副研究员及各分题负责人——翟双庆教授、刘桂荣教授、郑洪新教授、邢玉瑞教授、钱会南教授、马淑然教授、文颖娟教授、陆翔教授、杨卫彬研究员、崔为教授、柳亚平副教授、江泳副教授、王静波博士等，以及医史文献专家张效霞副教授，分别承担或参与了团队的组织和协调，课题任务书和丛书编写体例的起草、修订和具体组织实施，各单位课题研究任务的落实和分册文稿编写和审订等工作。编委会还多次组织工作会议和继续教育项目培训，组织审订委员会专家复审和修订；最终由总主编逐册复审、修订、统稿并组织作者再次修订各分册文稿。自2015年6月开始，编委会将丛书各分册文稿陆续提交中国中医药出版社，拟于2019年12月之前按计划完成本套丛书的出版。

2016年3月，国家中医药管理局颁布了《关于加强中医理论传承创新的若干意见》，指出"加强对传承脉络清晰、理论特色鲜明的古代医家的学术思想研究，深入研究中医对生命、健康与疾病认知理论，系统总结中医养生保健、防病治病理论精华，提升中医理论指导临床实践和产品研发的能力，切实传承中医生命观、健康观、疾病观和预防治疗观"。上述项目研究及丛书的编写，是研究团队对国家层面"加强中医理论传承与创新"号召的积极响应，体现了当代中医学人敢于担当的勇气和矢志不渝的追求！通过此项全国协作的系统工程，凝聚了中医医史、文献、理论、临床研究的专门人才，培育了一支专业化的学术队伍。

在此衷心感谢中国中医科学院及其所属中医基础理论

研究所、中医药信息研究所、研究生院，以及北京中医药大学、陕西中医药大学、山东中医药大学、云南中医学院、安徽中医药大学、辽宁中医药大学、浙江中医药大学、成都中医药大学、湖南中医药大学、长春中医药大学、黑龙江中医药大学、南京中医药大学、河北中医学院、贵阳中医药大学、中日友好医院等16家科研、教学、医疗单位，对此项工作的大力支持！衷心感谢中国中医药出版社有关领导及华中健编审、伊丽萦博士及全体编校人员对丛书编写及出版的大力支持！

本丛书即将付梓之际，百余名作者感慨万千！希望广大读者透过本丛书，能够概要纵览中医药学术发展之历史脉络，撷取中医理论之精华，传承千载临床之经验，为中医药学术的振兴和人类卫生保健事业做出应有的贡献！

由于种种原因，书中难免有疏漏之处，敬请读者不吝批评指正，以促进本丛书不断修订和完善，共同推进中医药学术的继承与发扬！

《中医历代名家学术研究丛书》编委会

2016 年 9 月

**凡
例**

一、本套丛书选取的医家，均为历代具有代表性或特色学术思想与临床经验的名家，包括汉代至晋唐医家 6 名、宋金元医家 18 名、明代医家 25 名、清代医家 46 名、民国医家 7 名，总计 102 名。每位医家独立成册，旨在对医家学术思想与诊疗经验等内容进行较为详尽的总结阐发，并进行精要论述。

二、丛书的编写，本着历史、文献、理论研究有机结合的原则，全面解读、系统梳理和深入研究医家原著，适当参考古今有关该医家的各类文献资料，对医家学术思想和诊疗经验，加以发掘、梳理、提炼、升华、概括，将其中具有理论意义、实践价值的独特内容阐发出来。

三、丛书在总体框架上，要求结构合理、层次清晰；在内容阐述上，要求概念正确、表述规范，持论公允、论证充分，观点明确、言之有据；在分册体量上，鉴于每个医家的具体情况不同，总体要求控制在 10 万～20 万字。

四、丛书每一分册的正文结构，分为"生平概述""著作简介""学术思想""临证经验"与"后世影响"五个独立的内容范畴。各分册将拟论述的内容按照逻辑与次序，分门别类地纳入以上五个内容范畴之中。

五、"生平概述"部分，主要包括医家姓名字号、生卒年代、籍贯等基本信息，时代背景、从医经历以及相关问题的考辨等。

六、"著作简介"部分，逐一介绍医家的著作名称（包括现存、已经亡佚又经后人辑复的著作）、卷数、成书年代、主要内容、学术价值等。

七、"学术思想"部分，分为"学术渊源"与"学术特色"两部分进行论述。前者重在阐述医家之家传、师承、私淑（中医经典或前代医家思想对其影响）关系，重点发掘医家学术思想的历史传承与学术渊源；后者主要从独特的学术见解、学术成就、学术特点等方面，总结医家的主要学术思想特色。

八、"临证经验"部分，重点考察和论述医家学术著作中的医案、医论、医话，并有选择地收集历代杂文笔记、地方志等材料，从中提炼整理医家临床诊疗的思路与特色，发掘、总结其独到的诊治方法。此外，还根据医家不同情况，以适当方式选录部分反映医家学术思想与临证特色的医案。

九、"后世影响"部分，主要包括"学术影响与历代评价""学派传承（学术传承）""后世发挥"和"国外流传"等内容。其中，对医家的总体评价，重视和体现学术界共识和主流观点，在此基础上，有理有据地阐明新见解。

十、附以"参考文献"，标示引用著作名称及版本。同时，分册编写过程中涉及的期刊与学位论文，以及未经引用但能体现一定研究水准的期刊与学位论文也一并列出，以充分体现对该医家研究的整体状况。

十一、附以丛书全部医家名录，依照年代时间先后排列，以便查检。

十二、丛书正文标点符号使用，依据《中华人民共和国国家标准标点符号用法》（GB/T 15834–2011）。医家原书中出现的俗字、异体字等一律改为简化正体字，个别不能对应简化字的繁体字酌予保留。

《中医历代名家学术研究丛书》编委会

2016 年 9 月

内容提要

　　马莳，字仲化，号玄（元）台子，约生活于明嘉靖、隆庆、万历年间，浙江会稽（今浙江绍兴）人，明代著名医家；著有《黄帝内经素问注证发微》《黄帝内经灵枢注证发微》等。由于马莳擅长针灸且见解独到，因而对《灵枢》的注释水平高于《素问》。总览其注文，重视文字训诂且音义通释；强调考据而言必有出，多结合临床实证加以阐发。这种注释方法，令章节清晰、文理通顺、医义详明，习医之人读之无晦涩艰难，却有豁然冰释之感，入门尤易。因此，康熙版《浙江通志》赞马莳为"医家之津梁"，其启蒙之功，功不可没。本书内容包括马莳的生平概述、著作简介、学术思想、后世影响。

编写说明

马莳，字仲化，号玄（元）台子，约生活于明嘉靖、隆庆、万历年间，浙江会稽（今浙江绍兴）人，明代著名医家。纵观后世，尤其是新中国成立以来，关于马莳学术思想的研究专著仍是一个空白。经中国知网（CNKI）检索，共获得相关文献54篇，大致可分为两个类型：一种类型是从宏观上研究马莳注释《灵枢》《素问》的特色，多赞其分节提要、旨意鲜明、融会贯通、见解独到、注释周详、联系应用，却鲜于提炼总结马莳注文中丰富的分经定穴、脉诊应用、针刺手法等独具个性的认知观与诊疗观；另一种类型注重从微观上把握马莳关于《内经》某条经文注释的得失，多以其他注家之观点与马莳观点进行比较，褒其所得，贬其所误，虽对于正确评价马莳著作的学术价值有所裨益，但仍未能全面展现马莳之学术思想，颇有窥豹一斑之感。有鉴于此，常思当继先贤之志，为后世有志于岐黄之学者开辟一条研读经典之便捷门径，整理、提炼、总结马莳关于《内经》学术思想的解读及其间所体现的学术闪光点，尤有必要。故不揣愚陋，与同道共飨。

本书采用文献整理研究方法，以人民卫生出版社1998年出版的《黄帝内经素问注证发微》及科学技术文献出版社1998年出版的《黄帝内经灵枢注证发微》为蓝本，对其现存著作进行深入研究。结合后世尤其是新中国成立以来所有图书、期刊文献的相关报道，全面展现马莳学术思想的闪光点，评价其对《内经》学术思想，尤其是经络腧穴理论、脉诊理论、针刺学说的注释，以及相关病证诊疗水平提升所做出的贡献，从而阐明其在中医学学术思想传承、学术发展过程中所产生的巨大推动作用。

本书内容要点：其一，简要阐述马莳的生卒年代、字号及从医经历，详细分析马莳学术思想所赖以生存的自然环境、文化土壤及时代背景。其二，介绍《黄帝内经素问注证发微》《黄帝内经灵枢注证发微》《难经正义》及《脉诀正义》的卷数、成书年代、主要内容、学术价值等内容，对于疑似马莳之著作亦进行相关考证。其三，层分缕析地整理、归纳马莳诠注《内经》的特色，并着意刻画马莳在注解《灵枢》《素问》过程中所展现出的、自成体系的经络腧穴观、脉诊观、刺灸法观。其四，整理马莳对《灵枢》《素问》所载二十九类病证相关条文的注文，选取其中反映马莳独特选穴及刺法的有关内容，分病证系统归纳。其五，介绍马莳对于《内经》学术思想传承的影响，对后世《内经》注家注解方法的影响，广泛援引后世医家对其人其书的评价，从而展现其学术思想对于中医医学启蒙教育，尤其是对于日本汉方医学发展所起到的巨大推动作用。

本书旨在提高后学者的理论水平与临床经验，进而更深层次揭示中医药学术发展的内在规律及外部条件，为当代中医药工作者带来更多的启迪，以产生更多的新理论、新思维、新方法，使中医药学术在发展中完善，临床水平在实践中提高，中医药事业在创新中繁荣。

在此对引用参考文献的作者以及支持本项研究的各位同仁，表示衷心的感谢！

王静波

2015 年 6 月

目录

马莳

生平概述

　　马莳，字仲化，号玄台子，约生活于明嘉靖、隆庆、万历年间，浙江会稽（今浙江绍兴）人，明代著名医家；著有《黄帝内经素问注证发微》《黄帝内经灵枢注证发微》等。由于马莳擅长针灸，且见解独到，因而对《灵枢》的注释水平高于《素问》。总览马莳的注文，重视文字训诂且音义通释，还强调考据，言必有出，善于多结合临床实证加以阐发。这种注释方法，令章节清晰、文理通顺、医义详明，习医之人读之无晦涩艰难，却有豁然冰释之感，入门尤易。因此，康熙版《浙江通志》赞其马莳为"医家之津梁"，其启蒙之功功不可没。

一、时代背景

（一）绍兴地理位置优越，医学文化源远流长

　　绍兴古称会稽，位于祖国的东南沿海，处在东经 120° 18′ 20″ 至 120° 18′ 15″，北纬 29° 41′ 12″ 至 30° 10′ 之间，靠近低纬度，属于亚热带季风气候区的范围。这里的陆地由西南向东北逐渐走低，西南侧有会稽山脉连绵其间，东北部的平原湖泊星罗棋布、河道综合交错，仅地方史籍有记载的湖泊就有 217 个之多。气候温润、四季分明、平原逶迤、水网密布，是对当地环境特征的总体概括。优越的自然条件，为越地先民提供了赖以为生的"聚宝盆"和"粮仓"，各种史前文化也相继衍生在这片土地之上。如距今 1 万年左右的上山文化、距今 9 千年左右的小黄山文化、距今 8 千年左右的跨湖桥文化、距今 7 千年左右的河姆渡文化均

诞生于会稽山麓。

但历史的演变和文化的衍生，从来不是简单的直线运动。地理环境对于区域文化的影响，也从来不是只有正面简单的促进作用。越地先人在充分享受大自然恩赐的同时，也不断地承受着自然的灾害与环境的挑战。山洪漫流，河泽泛滥，疠疫流行，令越地春多"风温""春温"，夏多"暑温"，长夏多"湿温""瘴气"，秋多"燥病"，冬则"冬温""伤寒"，以及"痢疾""霍乱""胲""疟"等恶性传染病四时杂行。恶劣的卫生条件与有限的医疗服务，令越地先民往往未及成年便早早夭亡。正如《史记·货殖列传》所记载："江南卑湿，丈夫早夭。"而齐国名相管仲，则在《管子·水地》中评价"越之水浊重而洎，故其民愚疾而垢"。为了与疾病相抗争，古越先民经过长期的生活实践，积累了相当数量的疾病防治经验，采取一系列行之有效的疾病预防措施，从而改善了卫生环境，保障了人体健康。从居住条件看，在河姆渡遗址中出土的大量"干栏式"建筑证明，古代越人用这种房屋与地面有相当距离的建筑模式，有效地起到了隔水防潮的作用。从饮食条件看，存储器物罐、瓮、钵、樽与食用餐具碗、杯、盘、碟等，在多个越文化遗址中大量出土，证明当时已有一定的卫生规范。尤其是饮用水方面，越人很早就懂得了凿井取水，成书于汉代，被誉为"地方志鼻祖"的《越绝书》中就有会稽有"禹井"的记载；魏晋时期贺循《会稽记》中对其详加描述，谓"会稽山有禹井，去禹穴二十五步，谓禹穿凿，故因名之"，证明越人很早就养成饮用井水的习惯。此外，越人很早就有饮酒以抗风寒湿气、补益强身的习俗，"汲取门前鉴湖水，酿得绍酒万里香"，至今为止，古代越人所发明的绍兴黄酒仍是最能代表中华文明的"国酒"之一。这些越地先民不自觉的医疗保健活动，突出体现了该地区医药文化深入人心，为其后越医文化的辉煌灿烂奠定了深厚、坚实的基础。

（二）中原移民带来的医学文化与儒医思想

相对于中原地区长年战乱频繁、诸侯纷争，越地社会长期处于相对平静的状态，令中原地区居民向往。在越地历史上一共有 3 次大的北人南迁工程。第一次人口大迁移，发生于秦初至三国末期。公元前 222 年，秦始皇平定长江中下游以南的地区，降百越之君，设会稽郡并强制移民，旨在冲破吴越传统势力，巩固王朝的统治。第二次人口大迁移，发生于两汉之交、东汉末年以及东吴时期。为躲避战乱灾祸，又有不少北方人口自发举家举族南迁越地，如《后汉书·循吏列传》就有"天下新定，道路未通，避乱江南者皆未还中土，会稽颇称多士"的记载。经历了秦汉两代的大举移民，越地人口急剧增多，清·王鸣盛在《十七史商榷》中做大致估计说："会稽生齿之繁，当始于此，约增十四万五千口也。"中原医学文化随着人口的南迁，在越地落地生根，出现了最早的一批见诸记载的医林人物。如著名思想家、绍兴上虞人王充曾著《养性书》，凡 16 篇，专论保健养身之法，惜已亡佚。但其另一部著作《论衡》中亦有部分养生方法的论述，书中提倡的"养气""爱精""适辅服药"的养生保健思想，一直影响至今。其同乡魏伯阳著有《参同契》3 卷，为历代丹道家尊称为"万古丹经王"。其中所记载的内容，至今对于气功学研究仍具有极高的参考价值。东晋会稽内史、大书法家王羲之喜好服食药物以求延年益寿，《晋书·王羲之传》就载有："羲之雅好服食养性……与道士许迈共修服食，采药石不远千里。"越地的第三次北人南迁工程，发生于金灭北宋、元灭南宋期间，随着宋高宗赵构政权的南移，北宋汴京城的皇族、贵族、官僚、平民也纷纷追随南渡。《宋史·钦宗本纪》记载："威胜、隆德、汾、晋、泽、绛民皆渡河南奔，州县皆空。"就是当时迫于战乱所导致的人口大迁移的最好写照。当时作为陪都的绍兴，一时间成为南方政治经济文化中心之一，大批南宋太医院医官及家属安置其间，使绍兴地区医道隆兴，名医咸集，越医之名大盛，王璆、张永、王宗正等是个中之拔头筹者。更有本地医家裴元宗与陈师文受朝廷征召，于民间上下求索效方验方，结合"官药局"所藏方剂校订成册，著成《太平惠民和剂局方》，成为南宋大医院所属药局的一种成药处方规范。

在数量庞大的北方移民中，有相当一部分属于中原文化名人或文化世家。如一代文宗许询、孙绰，政治大师谢安，杰出画家戴逵、顾恺之等，据王志邦考证："寓居会稽的北方人士，其最大的特征是：文化名流接踵而至，高僧名士云集剡溪——上虞江流域。孙绰、李充、支遁皆以文义冠世；戴逵好谈论、善属文、能鼓琴、工书画，其余巧艺靡不毕综，为多才艺术家；王羲之一门以书法绝妙著称于世。"（《浙江通史·秦汉六朝卷》）北人尚文的风气令南蛮越民争相模仿，渐渐形成绍兴崇文尚儒、重视读书的人文精神，以及"师古好学""虽三家之村必储经籍"的乡风。宋人王十朋作《会稽风俗赋》，尤其强调绍兴的民间风俗"尚文学而喜功名""尚风流而多翰墨之士""好吟咏而多风骚之才"。在"学而优则仕"的封建科举选拔制度的驱动之下，绍兴地区文人学士特别多。据统计，绍兴府仅在明清两代巍科人物达 2414 名，是出巍科人物最多的城市之一，位居全国的第四位。

业儒者大多想通过仕途功名，实现兴邦治国、济世救民的远大抱负。但绍兴庞大的儒生数量与有限入仕名额的巨大反差，并不能给每一个读书人充分展现自我价值的舞台，当地民谚云："一百秀才莫欢喜，七个贡生三个举，四十五个平平过，四十五个穷到底。"在实现理想的远大抱负与"食以果腹、衣以蔽体"的生存目标之间，绍兴读书人大量分流。分流的一个方向是"入幕佐治"，即成为俗称的"绍兴师爷"。师爷虽不为官，但仍身在官场，用自身所独有的精明能干、敢闯敢当的独特气质，辅佐当权者，间接地实现自身的政治抱负，以致明清官场历来有"无绍不成衙"的说法。分流的另一个重要方向是"悬壶济世"。不论是"为官治世"还是"为医救人"，与儒家思想所倡导的"达则兼济天下，穷则独善其身"宗旨相吻合，如范仲淹的"不为良相，即为良医"，王安石的"儒者用于君则忧君之忧，食于民则患民之患"，正是这种儒学价值观的具体体现。儒理与医理本来就有许多相通之处，加之习儒者大多有较好的文学功底与史学、哲学基础，使得读书人"弃文从医"，避免了学科的藩篱，越地向来有"秀才学医，笼里捉鸡"的俗谚，正是儒生习医的生动写照。

自南宋定都临安以来，绍兴籍儒医辈出。他们中间固然有功名显赫、兴之所至者，如南宋著名诗人陆游兼通医学，好养生之道，著有《陆氏续集验方》2卷；明代著名文学家徐渭，为浙江总督胡宗宪幕僚，著有《参契注》《黄帝内经注》；南宋婺州太守王梦龙著《本草备要》；明代江西参政何继高著《轩岐新意》；还有明代万历年间进士胡朝臣著《伤寒类编》等。也有彻底放弃仕途梦想而潜心研习医道者，他们或因科场不利，屡试未中。如作《本草辨疑》的徐升泰，《会稽县志·人物志》谓："学醇数奇，屡困棘闱，一旦兴范公'不能作相，愿为良医'之志……刀圭绪泽，起人所不能起。"或因双亲苦病，奉孝习医。如作《兰台金匮》《元机素要》的陆昂，《古今图书集成医部全录》载其"始居会稽，迁于鄞。自幼习举进士业……已而父病，遂弃其业，攻岐黄书，以医自给"。或感庸医害人，自学以致用。如《外科探源》作者俞应泰，初业儒，因其妻为庸医所误，感叹"人不死于病耳死于医者多矣"，遂究心于医，自奏刀圭，妻病以瘳，从此弃儒而医。通过上述分析，我们可以看到，绍兴的"贵士"风俗极大地激励着广大读书人求取功名，为国效劳，而仕途维艰又使不少人才分流进入医道，成为一代儒医，为百姓服务。正是在这种风气影响之下，马莳"少游诸生间，又蹠场屋，患弱疾，从季父刺史白峰命更医"的生活轨迹就可以令人感同身受了。

如果说马莳由儒更医的改变是社会风气使然的话，那么其注释《灵枢》《素问》过程中厚古薄今的表现，则是来源于当时江浙儒医尊经崇古的治学风气。《素问》《灵枢》《伤寒论》《金匮要略》《神农本草经》等，在江浙儒医心目中字字珠玑，不可恣意更改。明清时期关于《伤寒论》的整理考订，"维护旧论派"与"错简重订派"及"辨证论治派"的争论，便是其最好的证明。"维护旧论派"的初创者张遂辰，少时博览群书，尤擅诗词，曾因赋佳句"微霜茅屋鸣残叶，细雨林塘湿野花"而被冠以"张野花"蜚声众口。《仁和县志》称其"少羸弱，医不获治，乃自检方书。上至岐鹊，下至近代刘、张、朱、李诸大家，皆务穷其旨"。晚年因《明史》案牵连而隐居杭州，行医为生。张遂辰最为推崇的是张仲景的《伤寒论》，于此书造诣最深，颇有研究。他首倡"维护旧论"，提出应该维护《伤寒论》原有的编次，在《张卿子伤寒论·凡例》中强调："仲景之书，精入无伦，非善读未免滞于语下……初学不能舍此索途也。悉依旧本，不敢去取。"在他的学术主张之下，其弟子张志聪、张锡驹秉承了老师的衣钵，相继为恢复医经的原貌不懈努力。由此可见，马莳恢复《灵枢》《素问》各九卷九篇的形制，"以起黄钟之数焉""一本之神圣遗意耳"，完全是为了恢复传说中古代医籍的样貌。

尊经崇古的学风对于江浙医家影响的另一方面，在于言必引经据典。对古代圣贤和传统经典的崇拜，使得人们习惯于借用经典来证明自己的观点，表达自己的思想，即所谓的言论必须"引经据典"。对于医学经典著作《黄帝内经》《伤寒论》的推崇，使得江浙习医之人无不以研读医经为首要任务，而研究医学之士多以注解医经为归宿。明清时期浙江籍医家的著作以医经注释类著作最多，"钱塘学派"就是这方面的代表；主张学岐黄术必潜心研读医经，并以经典的注解作为研究医学、表达思想的方式。因此，关于《黄帝内经》《伤寒论》《金匮要略》《难经》等经典的考订、校正、注疏层出不穷，除马莳的《黄帝内经素问注证发微》与《黄帝内经灵枢注证发微》外，还有沈好问的《素问集解》、章楠的《灵素节注类编》、许兆祯的《素问便读》、姚绍虞的《素问经注集解》、张介宾的《类经》、俞樾的《内经辨言》、王宗正的《难经疏义》、张世贤的《图注八十一难经辨真》、沈又彭的《伤寒论读》、张志聪的《金匮要略注》等，共百余种。

儒家文化影响的第三方面，体现于晚明经世实学思潮对江浙医家注经方法的变革。理学自北宋中期兴起以后，历经宋、元、明长达600年的发展演变，先后形成程朱理学与陆王心学两大理学流派。明清之际，一些思想敏锐的思想家如杨慎、李贽等人开始倡导一种新的经世实学学风，成为与理学相并立的新的思想观念和价值形态。经世实学主张"经世致用"，大力提倡实事求是，将研究的范围从儒家经典扩大到天文、地理、风俗、田赋、典礼、制度等。据台湾学者林庆彰研究表明，晚明经世实学思潮，使各个研究领域对于本学科经典著作前人的注释进行重新审视。其一，开始怀疑或批评宋人注解的可靠性。其二，为确立经书的权威地位，对于先儒的疑经、改经，开始作较激烈的批评。其三，对于各经的真伪也都有考辨。其四，以通经学古必须从字学入手，开始研究小学，以便从其研究中达到通经的目的。其五，为全面了解经书的内容，辑佚工作也跟着产生。其六，以实事求是的考证方法来研究经书，从搜集证据、归纳证据，然后再得出结论。

中医学作为中国传统自然科学研究的重要方面，很大程度上受这种治学风气的影响，马莳注证《内经》的许多特点与之相符，这显然不是简单地巧合。如马莳认为王冰之注文"随句解释，遇疑则默"，作注时多用以经解经、《灵》《素》互证之法，颇合当时注解经文多采汉儒之说的研究风气。他擅长小学之道，于文字学、音韵学、训诂学方面有较高的水平，如注"阳气者，大怒则形气绝"一节，其云："菀，音郁，《诗·小弁》有：菀者柳。亦注为郁。沮，子鱼切。痤，作和反。疿，方味反。高，当作膏。梁，当作粱。丁，后世作疔。皵，织加反。"他强调理论联系临床，从临床实际中求证经典理论的正确性。如注《素问·生气通天论》"劳汗当风，寒薄为皶，郁乃痤"句，马莳在平时的诊疗实践中发现，"皶"即俗称的粉刺，主要由于劳动汗出后，当风乘凉，寒气侵入毛孔玄府之中所致，若是寒郁日久，则发为痤疮，其较皶病有外形大小的区别。若是没有平日临证时周密细致的临床观察，又怎能对此做出如此生动形象的区分？

（三）与日本及西方的医学交流

越文化从诞生之初就不是封闭式的自我增长，而是在中华文明与异域文化交流的过程中不断壮大，丰富着自身的价值内涵。浙江优越的地理位置，发达的远洋贸易，突破了因沧海茫茫所造成的文化藩篱，令东西方文明在此得以交流。由蔡丰明主编的《吴越文化的越海东传与流布》提出了"东亚地中海"说，指出在中国所处的东亚大陆，从北到南排列着一系列的海域，与这些海域相隔而望的，是与大陆平行的一连串岛弧，它们依次为千岛群岛、日本列岛、琉球列岛和台湾岛。越过这些岛弧向东，便是太平洋，这种地理环境决定了古代时期东亚地区的航海活动主要是在大陆与岛弧之间的东西向横渡……随着历史的发展，东亚地区人们的航海能力有了较大提高，他们航海的路程，从较近的周边小岛，逐渐扩展到了较远的陆地与列岛、群岛，并且逐渐形成了一个范围较大、路程较长的海上交通网络，这就是由中国大陆、朝鲜半岛、日本列岛和琉球群岛构成的，具有"东方地中海"之称的东亚内陆交通网。长期以来，东亚地区人们的许许多多的经济、文化交往活动，都是在这一内海交通网络中进行的。他们依靠着太平洋北赤道的暖流和季风的自然条件，往返于中国大陆和朝鲜半岛、日本列岛之间，致使"东亚地中海"这一东亚内海区域成为以中国大陆为内核，以朝鲜、日本为外缘的东亚文化圈的重要交通走廊。绍兴地处中国大陆海岸线中点，北面浙江的母亲河——钱塘江，濒临广阔的东海乃至浩瀚的太平洋，加上水网密布、湖泊成群，水运发达，历来就是五湖八方商贾的聚集之地。如宋代吴自牧云："浙江乃通江渡海之津道，且如海商之舰，大小不等，大者五千料，可载五六百人……商舶之船，自入海门便是海，茫洋无畔岸……海舰多有往来……江岸之船甚伙，初非一色，海舶、大舰、纲艇大小船只，公私浙江渔浦等渡船，买卖客船，皆泊于江岸。"（《梦粱录》）陆游亦在《渭南文集·明州育王山买田记》中谓："惟兹四明，表海大邦……万里之舶，五方之贾，南金大贝，委积市肆，不可数知。"尤其到了明末清初时期，海路通道的顺利开放与海洋贸易的频繁往来，使得越地的悠久文化随着大陆移民的更迁、佛学宗教的传播、各国使节的互访，为邻邦文化打上多样的越文化烙印。除了韩国、日本等国家的民众姓氏很多都来自浙江外，陈桥驿氏指出："日语音读中的许多词汇均是越音……日语音读数字一、二、三、四、五等，这个'二'，音读作'ni'，现在主要流行于宁绍地区。"（《吴越文化论丛》）日本古代有旧国名"越前""越中""越后"，"还有许多大大小小的含有'越'字的地名。这些都是古代越人到达这个地区的标志"。日本水户学派的创始人——朱舜水，在反清复明失败的失落中，侨居日本长崎。他力挽狂澜，矫正了德川时代空谈心性的风气，指导修纂了日本的第一部正史——《大日本史》，为后期的明治维新运动奠定了思想基础和理论基础。因科举失利而迁居日本的余杭人陈元赟，其在故里被遮蔽的才华绽放于异国他乡，为长门藩主毛利辉元所器重，被誉为"介绍中国文化之功劳者"，在日本的教育、文学、史学、书法、工艺、医学、饮食、体育、宗教等各方面都起到了引路人的作用。

中医药文化作为越文化的重要内容之一，与国外交流更是十分频繁，其先驱者当推嘉兴人陈以诚。据《嘉兴县志》记载，其人"善诗画，尤精于医，永乐间，应选隶太医院，累从中使郑和往西洋诸国"。他在追随郑和出访各国的过程中，船队每到一地均设帐进行义诊，他还积极传播中医、中药学知识，使当地人对中华医药文化有所了解。他们既带去了中国的人参、麝香、大黄、茯苓、生姜、肉桂等药物，也从异域带回了犀角、羚羊角、阿魏、没药、丁香、木香、芦荟、乳香、血竭、苏合香、安息香、降真香、紫檀香、胡椒、香盐等药物，丰富了中医学的内容。旅居海外的浙江籍医药学家更是人数众多，其中尤以日本为主要侨居国。如上文所提及的大儒陈元赟，27 岁时他出家少林寺，在闲暇时间深入学习寺中所藏的珍贵医籍，打下了一定的理论基础。在日本期间，他广泛行医，传播丹溪学说，颇受日本人士欢迎和钦佩。又有杭州人陈明德，因两次科举未第，改而习医，擅长儿科。后渡海至日，蛰居长崎，以行医为业，技艺精湛，深得当地人民的信赖。他还著书——说明长崎土产药物的效用，著有《心医录》一部。还有杭州人戴曼公，年轻时曾追随一代名医龚廷贤学医，尽得龚氏真传，技艺高超，并对《素问》《难经》有较深的研究。其因反清复明无望后赴日本长崎传医，留居在陈明德家中，他大力推广其师龚廷贤的学术思想。龚廷贤的著作《寿世保元》与《万病回春》，在日本引起巨大的轰动效应，与戴曼公付出的心血是密不可分的。戴曼公愈人无数，远近称为神医，尤其擅长痘疹诊治，著有《痘疹百死形状传》《痘疮论》《治痘方函》《痘疮唇舌秘诀》《痘疮口诀》《痘病治术传》《曼公先生痘疹唇舌图诀》《痘疹治求集》等，为日本传染病医学的发展做出了巨大的贡献。

越之移民大量涌入日本，也将蕴含着中华五千年医学文明的典籍大量带至异乡。日本医学在江户时期的发展、深化或者日本化的过程中，中国医籍所起的作用不可小觑。据日本医学史研究人员真柳诚考证，1601～1870年间，随着大陆移民、使节及僧侣所带来的文化交流，中国共向日本传播1917种中医学典籍。其中，1630年之前相关的书籍数量偏少，其原因在于日本统治者对于外来文化输入的种种限制。此后的宽永七年（1630），根据幕府命令，以"调查严惩基督教门徒及江户幕府禁止进口的书"为目的，专门设立春德寺作为外来书籍的审查部门，却对于中华医籍的进口降低了审查力度，如在日本引起巨大反响的《本草纲目》（共刻印55版）、《景岳全书》（共刻印45版）、《万病回春》（共刻印18版）、《格致余论》（共刻印13版）等，均是1630年后传入日本的。值得注意的是，马莳的《黄帝内经素问注证发微》是在1601～1610年间传入日本的仅有的11种中医典籍之一，其在日本正式刊刻发行于1608年，与国内最早的天宝堂刻本仅相差22年。在信息闭塞、传播渠道有限、出版速度慢的17世纪，日本《黄帝内经素问注证发微》的出版速度，几乎可以称得上与国内同步。而据春德寺进口书目的统计显示，《素问》共传入20次，《黄帝内经素问注证发微》共传入11次，居于医经类进口书籍前列。真

　　柳诚在分析这种《内经》原本和少数注释内经的书反复传入现象时推测，《内经》在中国医学中是最重要，而且属于难解的古典，故需要有一个通俗易懂的注本加以参考。这从另一个侧面反证了当时马莳的著作在日本的流行程度。

　　在中国积极向邻邦输出中医药技术的同时，以西方实体论为代表的外来文化也随着远洋贸易大举进入中华大地，对强调"粗守形，上守神"的中医学思维方式，无疑是一个巨大的冲击。西方解剖学传入中国的标志是《泰西人身说概》，其内容涉及人体的运动、肌肉、循环、神经与感觉各个系统。又如，利玛窦所著的《西国记法·原本篇》介绍了欧洲的神经学知识："记含有所，在脑囊。盖颅囟后、枕骨下为记含之室。故人追忆所记之事，骤不可得，其手不觉搔脑后，若索物令之出者。虽儿童亦如是。或人脑后有患，则多遗忘。试观人枕骨最坚硬、最丰厚，似乎造物主置重石以护记含之室，令之严密，犹库藏之有扃鐍，取封闭巩固之义也。"正是在此医学背景之下，李时珍、汪昂等明末医家倡导"脑为元神之府"。此后，王清任基于解剖观察，强调人之所以能够视、听、嗅，也是因为五官通于脑，而"气之出入，有心所过，心乃气出入之道路，何能有生灵机、贮记性"？强调只有盛脑髓的髓海，才具有生灵机、贮记性的功能。马莳在注解《灵枢》的同时，也强调熟悉脏腑形态对于临床针刺的重要意义。其谓："夫刺脏腑者，皆有要害，不可不察……刺之者，顺其所而不伤则有福，逆其所而伤之则有咎。所谓要害之当察者以此。"他参照《难经》关于脏腑形态的描述，手绘各脏腑形态图，就是强调了这种解剖实证与刺禁与刺害之间关系的客观依据。

二、生平纪略

　　历代关于马莳生平的记载不多，这可能与马莳一生默默耕耘，勤求医理，不闻政事，未能"闻达于诸侯"有关。仅有的记录大多来自于其现存两部著作《黄帝内经素问注证发微》与《黄帝内经灵枢注证发微》的序文之中。如王元敬谓："吾甥马子少游诸生间，又踬场屋，患弱疾，从季父刺史白峰命更医，医更精也，名盖籍籍闻诸侯矣。"章宪文序云："马君初为于越诸生有声，一旦弃诸生工医，其志岂鲜小哉？环诵则缃为之滗，覃思则髻为之枯，含毫则研为之穴，杀青则囊为之涩，传写则纸为之贵，彼其志则鲜小哉？盖十年而经注成，经注成而名日益广，业日益精。"又曰："马君固名医，经注成，名益彰，海内人士慕上池之术者，即穷山深谷，靡不奔走马君矣。"据上文可以看出，在"万般皆下品，唯有读书高"等儒家正统思想的影响下，马莳年少时亦曾致力于儒子业以求取功名，但因科场失利，心情郁闷，兼患虚劳不足之证的双重打击，使其听从叔父刺史白峰的建议弃儒学医。由于自身的勤奋刻苦，又兼习儒时打下的深厚的文史哲学功底，令他对于中医经典著作有着更深层次的理解和独到的观点，医术日益高超，成为当时名闻遐迩的医学名家，并被当时的太医院所选中，任太医院正文一职。

（一）马莳生卒年代考证

　　马莳的生卒年代至今仍是无从知晓，绝大部分史志、医家传均认为，其大约生活于15～16世纪，相应于明代的嘉靖、隆庆、万历年间。但据笔者考证推测，其生活于16世纪则更为合理。依据有二：一是从为马莳撰序者的生卒年代进行考证。一般来说，为人作序者，多年长而有盛名。如

《黄帝内经素问注证发微》中有时任南京兵部右侍郎的王元敬的序言，其云："《内经素注证发微》者，吾甥马子所撰也。"据明代过庭训著《本朝分省人物考》记载：王元敬，字廷臣，号古林，浙江山阴县（今浙江绍兴）人，嘉靖三十八年进士，历许州知州、刑部员外郎、郎中、荆州知府、副使、参政、按察使、广东布政使、应天府尹，进右副都御史，巡抚应天。再升为南京兵部右侍郎。不久，被落职闲住。后经奏辨，官复原职。未几于万历三十一年十二月二十四日卒于官，年八十七。明万历三十一年是1603 年，当时王元敬年寿 87 岁，说明其生卒年代为 1516 年至 1603 年。而王元敬称马莳为"吾甥"，故马莳在年龄上不大可能高于王元敬。另一个佐证是，同为马莳《黄帝内经素问注证发微》作序的"华亭林下人冯行可"。华亭是上海莘庄的旧称。据《明史》记载：冯行可之父冯恩，乃明代著名的口、膝、胆、骨四铁御史，因直言谏君而招致杀身之祸，"长子行可年十三，伏阙讼冤。日夜匍匐长安街，见冠盖者过，辄攀舆号呼乞求"。1533 年，冯行可上书请求代父就死，不准；又用刀刺臂，以血上书，自缚于宫门前，冯恩始得免死。可见，冯行可所生活的年代亦大约在 16 世纪。故马莳出生年月的上限不可能早于冯行可或王元敬，也就是不可能早于 16 世纪。二是基于《黄帝内经素问注证发微》与《黄帝内经灵枢注证发微》成书时马莳已步入晚年进行推理的结果。两书初刻本均为明万历十四年天宝堂本，明万历十四年即 1586 年，时任尚书虞部郎的章宪文为《黄帝内经灵枢注证发微》作序中称："《素问注》成，已又闻马君注《难经》……不三年，《难经注》成……马君虽名闻诸，俟垂老而志不衰，欲再注《灵枢》以垂不朽……不三年而《灵枢注》复成。"从章宪文的序文中可以看出，马莳完成《黄帝内经灵枢注证发微》时已是垂垂老朽，且距离 16 世纪结束尚有至少 15 年的时间，因此笔者大胆推测马莳的生卒年代上下限均在 16 世纪范围内。

（二）马莳字号考证

关于马莳的字号，也有两种不同的说法。一说马莳字玄台。如清代康熙版《浙江通志·方伎》云："马莳，字元台"（元字乃为避清圣祖玄烨讳而改）。另一种说法认为，其字仲化，号玄台子。如《四库全书总目·医家类存目》云："莳字仲化。"又如清·王宏翰所著《古今医史》中"马莳"条下云："马莳，字仲化，号玄台子。"纵观明末及清代的文献，以马仲化称马莳者不在少数。如：明末湖州人闵芝庆著《伤寒阐要编》云："马仲化曰：自太阳以至厥阴，犹人由户登堂入室，厥阴复出而传于太阳，奈有少阴、太阴、少阳、阳明以隔之，岂有遽出而传于太阳之理！"其所引乃马莳注《素问·热论》中关于伤寒传经的文句，可见马仲化即指马莳。又如清·张璐《张氏医通·诸呕逆门》中，引用马莳关于"胃为水谷之海"的观点时，亦径谓"马仲化云"。此外，诸如张志聪、马莳合注本《黄帝内经灵枢集注》、清·程文囿《伤寒提钩》、日人丹波元坚《杂病广要》，均以马仲化代称马莳。可见，仲化乃马莳之字是有据可循的。那么，《浙江通志》中马莳字"元台"显然是一个错误。以号为字，这样的错误在史志中并不少见，如《清史稿·汪辉祖传》中，即有"汪辉祖，字龙庄"的记载，考诸相关文献，如《清代七百名人传》等则多言："汪辉祖，字焕曾，号龙庄"。号，又称"别号""别字"，是与名、字作用具有一致性的个人标志或符号代码，古人的字、号均可以作为对其的尊称，甚至有些名人之别号较其表字更令人耳熟能详。如苏轼号东坡居士，李白号青莲居士，白居易号香山居士，陆游号放翁等。反观为马莳作序的冯可行或章宪文均称其为"马君玄台"或"玄台马君"，可见马莳之别号玄台较其本字仲化更为出名，故误以元台作马莳之字亦可以理解了。

纵览马莳的一生，他虽没有起死回生、妙手回春的事迹所为世人竞相传诵，也没有开宗立派、成为某个中医学流派的鼻祖而为后学高山仰止，其由儒更医、官至太医亦只不过是基于时代环境的偶然选择与个人努力的必然结果。但马莳不辞辛劳，用自己扎实的儒学功底和丰富的临床经验，通注《素问》《灵枢》，为后世学子研读《内经》提供了一条入门的捷径。"不要人夸好颜色，只留清气满乾坤。"方是对马莳之学术贡献最为恳切的评价。

马 莳

著作简介

马莳一生所著之书，除广为流传的《黄帝内经素问注证发微》与《黄帝内经灵枢注证发微》之外，据日人丹波元胤所著《中国医籍考》，在当时还有《难经正义》九卷（章宪文序文中所称的《难经注》）与《脉诀正义》三卷流传于世，如其乡邻刘浴德亦在其著作《脉学三书》中称："所著有《素问发微》《灵枢发微》《难经正义》《脉诀正义》，俱已镌行。"

一、《黄帝内经素问注证发微》与《黄帝内经灵枢注证发微》

《黄帝内经素问注证发微》与《黄帝内经灵枢注证发微》，于明万历十四年丙戌（1586）由天宝堂首刻，是马莳的代表性著作。《内经》分《素问》与《灵枢》两个部分，历来是习医者必读之书，但由于篇幅巨大，内容庞杂，文辞古朴，语义艰深，更兼年代久远，书缺简脱，文句衍倒，鲁鱼之误在所难免，传习者不明其要，舛讹百出。有鉴于此，历代为之整理作注者不乏其人。但马莳指出，越人为"晦经之始"，滑伯仁则"类有未尽"，王冰虽分合增删，整理次注，但其"随句解释，逢疑则默，章节不分，前后混淆"，林亿则"校正深有裨于王氏"，但"仍分二十四卷，甚失神圣之义"。

马莳据《汉书·艺文志》所载，力排《内经》24卷之误，立《素问》《灵枢》各9卷之说。马莳强调："夫《九针》九篇，夫子乃因而九之，九九八十一篇，以起黄钟数焉。大都神圣经典以九为数，而九九重之，各有八十一篇。愚今析为九卷者，一本之神圣遗意耳。"他反对割裂，墨守经文，殚精竭虑，寒暑屡更，经过十多年的努力，终于著成《黄帝内经素问注证发微》与《黄帝内经灵枢注证发微》各九卷，成为依篇全注《内经》的第一家。

（一）《黄帝内经素问注证发微》

《黄帝内经素问注证发微》分为9卷，每卷9篇，共81篇。卷一载"上古天真论篇第一"至"六节藏象论篇第九"，卷二载"五脏生成篇第十"至"平人气象论篇第十八"，卷三载"玉机真脏论篇第十九"至"离合真邪论篇第二十七"，卷四载"通评虚实论篇第二十八"至"刺疟篇第三十六"，卷五载"气厥论篇第三十七"至"厥论篇第四十五"，卷六载"病能论篇第四十六"至"针解篇第五十四"，卷七载"长刺节论篇第五十五"至"缪刺论篇第六十三"，卷八载"四时刺逆从论篇第六十四"至"刺法论篇第七十二"，卷九载"本病论篇第七十三"至"解精微论篇第八十一"。由于《素问》原书缺少"刺法论篇"和"本病论篇"，马莳以"素问遗篇"补入，并附于本书之后。

《黄帝内经素问注证发微》按《素问》原文次序分篇分节、逐字逐句进行了全面注释。其在注释篇名、解释病名、申明字义等方面有独到之处，并在解析医理方面有所突破。

该书现存的版本除明万历十四年天宝堂刻本外，尚有明万历十六年宝命堂刻本、日本宽永五年武村市兵卫刻本、明集圣堂舒一泉刻本、清嘉庆十年古歙鲍氏慎余堂刻本等22个版本。从历代各类版本来看，刻印者既有太医院等国家医疗机构，又有民间私人的刻书社；从藏书地点来看，除马莳故乡浙江以外，覆盖北京、天津、辽宁、湖南、湖北、江西、福建、广东、云南等国内绝大多数省份，甚至远播日本，为日本汉方医学界学习我华夏医学瑰宝提供了入门的捷径。

马莳通注《素问》所用底本虽然不详，但始终没有脱离王冰、林亿注本的范畴。最鲜明的标志便是对于王冰擅自以七篇大论代替亡佚的"刺法"与"本病"篇所持有的肯定的态度。其云:"自此篇及后'五运行大论''六微旨大论''气交变大论''六元正纪大论''刺法论''本病论''至真要大论'诸篇,皆论五运六气南北政,凡天时民病人事等义,至详至备,为医籍中至宝,其'刺法''本病'二篇则遗亡矣。"马莳又以"素问遗篇"为此二篇之补,其理由在于"其'本病论'正所以发明此篇之义,内有'折其郁气,资其化源'等语,大义见'六元正纪大论'中,但彼则引而不发,至此二篇始得有下手处"。虽林亿等以"辞理鄙陋,无足取者"8 个大字对"素问遗篇"做了彻底的否定,后世清人周学海亦云:"第篇中仅排次其位,而无所发明其理,注中更引用咒语,尤为鄙俚。故二篇者,纪数之文也,不当以义理绳之。"但马莳认为这种巫术咒语的使用,在《素问》《灵枢》的其他各篇中也能找到类似的例子,不足为奇。其谓:"旧本有用针诵咒方药者,欲人诵咒则心专耳。《素问·移精变气论》《灵枢·贼风论》有祝由之说,《素问·腹中论》有鸡矢醴、乌贼骨等药,《灵枢·寿夭刚柔》有醇酒、蜀椒等药,则诵咒用药非惑世诬民可知也。"

(二)《黄帝内经灵枢注证发微》

《黄帝内经灵枢注证发微》亦分为 9 卷,每卷 9 篇,共 81 篇。卷一载"九针十二原第一"至"终始第九",卷二载"经脉第十"至"营卫生会第十八",卷三载"四时气第十九"至"周痹第二十七",卷四载"口问第二十八"至"五癃津液别第三十六",卷五载"五阅五使第三十七"至"外揣第四十五",卷六载"五变第四十六"至"天年五十四",卷七载"逆顺第五十五"至"五味论第六十三",卷八载"阴阳二十五人第六十四"至"通天第七十二",卷九载"官能第七十三"至"痈疽第八十一"。

马莳在《黄帝内经灵枢注证发微·卷一》中强调:"但针经二字,止见于本经首篇,其余所论营卫腧穴、关格脉体、经络病证、三才万象,靡不森具，虽每篇各病必用其针，自后世易《灵枢》以《针经》之名，遂使后之学者视此书止为用针，弃而不习，以故医无入门，术难精诣，无以疗疾起危，深可痛惜。"认为此书以《针经》为名，其中多论针灸治病之道，令习医之人误以为所载乃用针之一法，没有对其引起足够的重视，显然是不正确的。马莳本人素娴经脉腧穴针灸之术，故其对《灵枢》的注证，在剖析医理和申明字义等方面均有过人发挥。该书对于《灵枢》经脉、腧穴、证治等条文的注解深得后人赞赏。正如汪昂评价所说："《灵枢》从前无注，其文字古奥，名数繁多，观者蹙额颦眉，医家率废而不读。至明始有马元台之注，其疏经络穴道，颇为详明，可谓有功后学。"

　　该书现存的版本与《黄帝内经素问注证发微》的现存版本基本相同，除明万历十四年天宝堂刻本外，亦有明万历十六年宝命堂刻本、日本宽永五年武村市兵卫刻本、明集圣堂舒一泉刻本、清嘉庆十年古歙鲍氏慎余堂刻本等22个版本。

　　由于《灵枢》流传沿革的扑朔迷离，对于马莳注《灵枢》所据底本进行考证，就显得尤有必要。从书名上看，就有《灵枢》《九卷》《针经》之不同。如张仲景即以《九卷》代称《灵枢》，《伤寒杂病论·序》中有"乃勤求古训，博采众方，撰用《素问》《九卷》《八十一难》《阴阳大论》……"的记载。而晋·皇甫谧《针灸甲乙经》中，则《九卷》《针经》混用，且所引文字均与古本《灵枢》所载相同，从一个侧面证明了《灵枢》即《九卷》《针经》。《灵枢》书名杂陈、篇章亡佚只是导致该书宋代以前鲜有注本的原因之一。宋元祐八年（1093），高丽使节到访时进献《黄帝针经》。《续资治通鉴长编》载："（元祐八年正月）工部侍郎兼权秘书监王钦臣言：高丽献到书内有《黄帝针经》，篇帙俱存，不可不宣布海内，使学者诵习，乞依例摹印。诏令校对讫，依所请。"朝廷对于此次校订工作显然没有像《素问》般投入，在简单校勘之后很快就发布刊行了。该书在民间广泛流传。马莳注解《灵枢》主要依据的底本——南宋史崧本，就是在其家藏高丽传本的基础上加以注音校释完成的。

二、《难经正义》

《难经正义》仍取"九九八十一篇，以起黄钟数焉"之意，将八十一难析为九卷。以八十一难各篇之主旨大意为标题，注文仿秦越人的口气，每节下先列自注，次列考证，"凡引《内经》，皆具原文，必书《素问》某篇、《灵枢》某篇"，令研习之人"对证之详而领略之易"，又可时时记诵经典条文，可谓用意精深。其中，引自《内经》条文的以大字书写，引自各家注解或本人发挥的则以小字书写。书末又根据八十一难各难的本意，配图解89幅，辅以主题目录，颇为实用。

据王铁策氏考证，该书是马莳最早梓行的著作。《续修四库全书提要》记载，该书刊行于万历八年（1580），较《黄帝内经素问注证发微》及《黄帝内经灵枢注证发微》早6年。但马莳以注证上二书为之彰名，又"以此得忌，因瑕疵之"，其对于古语发明甚少，随文敷衍，以及过多訾议前人论述的注证特点，令《难经正义》未能引起世人的重视，该书流传不广，传世甚少。如明·殷仲春《医藏书目》，清·黄虞稷《千顷堂书目》，以及日本多纪元胤《医籍考》等，均只存其书目，皆注曰"未见"。经各方求索，现有明万历宝命堂刻本残本藏于中国科学院图书馆，但缺第六卷至第九卷及附图，不得不说是一大遗憾。

从该书的凡例部分，我们可以看出作者的编写意图："良以《难经》虽以《内经》为难，而不能尽合《内经》，故后世学者止以《难经》先入之言为主，而于《内经》正义则有所扞格焉耳。"历代为《难经》做注者虽多，但各家皆各有所偏而有不足之处，如"冯氏、丁氏伤于凿，虞氏伤于巧，李氏、周氏伤于任，王、吕晦而舛，纪氏大醇而小疵，惟谢氏、袁氏殊有理致佳趣"。"张元素注后议药，无乃刻舟求剑之意；李晞范首绘天神，似流释教，而臆说不经，难以摘议；滑伯仁注解既阙，考证不全，较之他议则少优耳；熊宗立、张世贤有注与图，而语多不论。""皆循《难经》而无以正其失，遗《内经》而无以究其源。"因此，马莳求诸《内经》本义，参各家之言而详论之，以"其间大义所关者，罔不揭其旨要，而类集之，为日既久，积以成帙"，终著成《难经正义》。

三、《脉诀正义》

《脉诀正义》卷次不详，现已亡佚。《黄帝内经灵枢注证发微》章宪文序曰："闻玄台马君注《素问》，余始迁之，不三年，《素问注》成。已又闻马君注《难经》，余更迁之，不三年，《难经注》成……欲再注《灵枢》以垂不朽，余闻益迁之，不三年而《灵枢注》复成。"从中可以得知，马莳前三部著作的编写顺序，应为《黄帝内经素问注证发微》《难经正义》与《黄帝内经灵枢注证发微》，这与前文所言王铁策氏的考证稍有出入，但《脉诀正义》二者均未提及，因此大致可以推测可能是最后面世的。当时的研究者对此书也并未产生十分浓厚的兴趣，这一点从后世各类官刻私修书目的记载中可以看出端倪。明代之后的各种书目中，仅刊行于1644年的明代殷仲春《医藏书目》中存有该书条目，殷仲春晚年隐居于秀水（今浙江嘉兴）永乐南屯（据《马莳著作研究》），与马莳晚年归老著书所居之地会稽（今浙江绍兴）相距不远，且《医藏书目》成书年代与马莳著书年代相近，故考虑在当时尚可见到此书原本，此后便流于湮灭了。但是在遥远的西方，却传来残本尚存的喜讯。向达在1936年10月《北平图书馆馆刊》中，发表《记牛津所藏的中文书》，描述了牛津巴德里图书馆内从东方获取的数量庞大的中文图书，其中就有《脉诀正义》的书名。另据 F. Madan 和 H. H. Cruster 合编的《巴德里图书馆简目》（*Summary Catalogue of Western Mss. In the Bodleian Library*）中描述，《脉诀正义》残卷一册是在 1607 年被该馆所收藏的。更令人振奋的是，有报道表明，在 1990 年 12 月巴黎召开的第二届世界针灸学会联合会大会上，来自法国的 Serge Franzini 教授做了题为"巴黎、牛津大学及 Wolfenbüttel 所藏的一部 17 世纪后在中国消失的著作——马莳的《脉诀正义》"的专题报告，报道了除牛津大学以外，法国巴黎国家图书馆以及德国 Wolfenbüttel 图书馆均有残卷收藏。专家对这三处残卷进行了比对，发现在多处相同部位具有同样断版及个别版面模糊的现象，证明可能均为同一雕版所翻印。

由此可见，《脉诀正义》版本稀少，存世更罕，在创生脉诊学的中华大地，该书流传未久便销声匿迹，大约与历代医家对《脉诀》学术评价不高息息相关。《脉诀》全名《王叔和脉诀》，据南宋陈无择《三因极一病证方论》所考，乃六朝高阳生所作。元代戴起宗明确指出："六朝高阳生剽窃晋太医令王叔和，撮其切要，撰为脉诀。"对于该书的评价，历代多有贬抑鲜有褒奖。明·李时珍的《脉诀考证》中就记录了大量此类评议。如"晦庵朱子曰……独俗传《脉诀》，词最鄙浅，非叔和本书，乃能直指高骨为关。然世之高医，以其书赝，遂委弃而羞言之。"又如"河东王世相曰……五代高阳生著《脉诀》，假叔和之名，语多抵牾，辞语鄙俚，又被俗学妄注，世医家传户诵，茫然无所下手，不过借此求食而已，于诊视何益哉！"该书虽有作伪之嫌，但其以七言歌诀的形式，将诊脉入式、三部九侯、下指定位、五脏脉法、七表八里九道以及诸病脉与妇人妊产、小儿脉法集于一体，将纷繁复杂的诊脉之道以简单明了、朗朗上口的歌诀加以总结概括，令初窥中医学门径者容易记忆，便于掌握，因此广为流传，影响深远。考诸《黄帝内经素问注证发微》与《黄帝内经灵枢注证发微》，马莳多次以《脉诀》所言注证《灵枢》《素问》经文，显然是深受此书熏陶。如《素问·通评虚实论》有"脉搏大滑，久自已；脉小坚急，死不治"的记载，马莳强调："癫疾者，阳证也，故搏大滑，则阳证得阳脉，所以病久自已。若脉小坚急，则得阴脉，故死不治……《脉诀》云：恍惚之病定癫狂，其脉实牢保安吉。寸关尺部沉细时，如此未闻人救得。正与此大义相合。"又如《灵枢·论疾诊尺》云："女子手少阴脉动甚者，妊子。"马莳注曰："手少阴者，心也，为左手寸部。心与小肠为表里，而小肠为手太阳，故少阴脉动，则太阳之脉亦动也，所以女子有妊者，当为男子之应……不知此子字，乃男子也，不然，则《素问》《灵枢》岂皆误乎？"又加小字注曰："《脉诀》云：大阳大，是男妊。手足太阳也。"可见，《脉诀》对于马莳脉诊观影响巨大，故马莳作《脉诀正义》的意图便可使人感同身受了。其初衷虽令人称道，但终因《脉诀》学术价值不高而令《脉诀正义》亦湮没于明代浩如烟海的脉学典籍之中。

　　此外，有研究者认为，马莳尚有部分著作未能及时刊刻发行，包括《内经类旨》《伤寒论大全》《产科大全》《针灸正门》《古案原意》《医旨释义》《医门观海集》《疑证辄效录》《本草髓论》等。据笔者考证，以上著作均存目于明·殷仲春的《医藏书目·声闻函》。所谓"声闻"即"声闻者，非谓辟支之谓也，目未经览，但世有秘册奇书，或禁方奇陔，或医书引用，未观全帙。"说明殷仲春也未能见到此类原书真貌，而仅因其他书中有所提及，便记录书名以供后人参详。故虽有殷氏小字注文"以上九种见玄台《脉诀正义》"，但称这些书为马莳所著则未必可信，倒更类似于马莳在引用其他人观点的同时所列举的书名，即相当于现代的参考文献。当代王瑞祥所著的《中国古医籍书目提要》称此九种图书"著者佚名"，则更为中肯客观。

马莳

学术思想

一、马莳诠注《内经》的特点

（一）卷篇九分，意法上古神圣

在东汉班固的著作《汉书·艺文志》中，依据西汉刘歆《七略·方技略》中所载，言"黄帝内经十八卷"。晋代皇普谧在《甲乙经》中自序云："按《七略·艺文志》'《黄帝内经》十八卷'，今有《针经》九卷、《素问》九卷，二九十八卷，即《内经》也。"此后的一些注本，如全元起的《素问训解》也都是9卷之数，但自隋·杨上善著《黄帝内经太素》，类取《素问》《灵枢》的内容，重新整理编次为30卷后，根据作者的编写意图，或注解，或类编，或校勘补注，各种卷次本纷至沓来。其中影响最大的，属唐代王冰的《素问》24卷本与南宋史崧的《灵枢》24卷本。

虽然马莳所处的明代末期，距离《内经》的成书年代已是年深岁远，其本人能看到的《内经》传本，也不外乎王冰、杨上善与史崧的注本，但其在儒医的"尊经崇古"思想驱动下，怀疑后人的注文难免有语意未明、前后混淆甚至歪曲先贤的本意，私自修改的原书编次也不符合古人神圣经典的原旨。如其谓："秦越人发为《难经》，误难三焦、营卫、关格，晦经之始。晋皇普谧次《甲乙经》，多出《灵枢》，义未阐明。唐宝应年间，启玄子王冰有注，随句解释，逢疑则默，章节不分，前后混淆。元·滑伯仁《读素问钞》，类有未尽，所因皆王注。惟宋嘉祐年间，敕高保衡等校正，深有裨于王氏，但仍分为24卷，甚失神圣之义。"因此，马莳极力坚持恢复《素问》《灵枢》各9卷的编次，并引用《素问·离合真邪论》中黄帝所述："余闻《九针》九篇，夫子乃因而九之，九九八十一篇，余尽通其意矣。"可见其极力主张《素问》与《灵枢》，当如其他神圣经典著作，取法于神圣遗意，以九九为规制，共八十一篇的体例。

（二）注解篇名，总括诸节大义

马蒔按《内经》原文的先后次序，逐句加以诠解，为了便于学习者能快速领会各个篇章、各个段落的核心内容，他创造性地以提纲挈领、言简意赅的寥寥数语加以小结，点明主旨大义。

一方面，马蒔首创注解篇名，开《内经》注释之先河。如阐释《素问·五脏生成》之篇名，其云："按篇内以五脏之所主所伤所合，五色之见死见生，五脏所生之外荣，五色当五脏之味，五色当五脏之合，及后半篇能合色脉之义推之，皆本于天地生成。如《易》之所谓天一生水，而地以六成之；地二生火，而天以七成之；天三生木，而地以八成之；地四生金，而天以九成之；天五生土，而地以十成之。故五脏之义有如本篇者如此，即名之曰五脏生成篇。"指出该篇的主要内容以论述五脏与五色、五味以及脉象上的相互关系，这种关系与天地五行总的规律相同。掌握了这种规律，既可以作为五脏所生、所荣、所伤、所死的判断依据，又可以指导医生临床用药的思路，还可凭色脉合参"以图完全"，突出体现了五行学说对于中医学理论建构的重要作用。又如，注《素问·阴阳应象大论》之篇名，其云："此篇以天地之阴阳，万物之阴阳，合于人身之阴阳，其象相应，故名篇。"深刻揭示该篇的主旨是探讨阴阳是天地万物与人体活动的共同联系。

在马蒔的影响下，此后的《内经》注家，如张志聪、高士宗等，都采用了这种注解篇名的方法，以展现自身对于《内经》各篇总的学术观点。如关于《素问·阴阳应象大论》，张志聪即在篇目之下谓："此篇言天地水火、四时五行、寒热气味，合人之脏腑形身。清浊气血，表里上下，成象成形，莫不合乎阴阳之道。至于诊脉察色，治疗针砭，亦皆取法于阴阳，故曰阴阳应象大论。"高士宗则谓："阴阳者，太极初开，始为一画之所分也。应象者，天地之阴阳，人身之阴阳，皆有形象之可应也。天地之阴阳，应象于人身，人身之阴阳，应象于天地，五运五行，应象无方，此篇为'五运行大论'之提纲，故曰'阴阳应象大论'。"虽然各家解题的角度有所区别，但其注解篇名之法皆宗于马莳。

另一方面，马莳还善于总结各节的核心思想，在逐句详解之前先阐明自己的观点。如《素问·四气调神大论》各节的注文，马莳在按照自己的理解分为八节的基础上，首先指出："此以下四节，言当随时善养也。"在前四节分别探讨了春、夏、秋、冬四时养生之法。又在后三节，就前文所提及的四时养生原则，指出圣人能寿永而今人多早夭的原因在于："人当顺四时之气，此言天地有升降之妙，惟圣人从之，故病却而寿永也。""四时之气不可以有逆者，正以其当时而病，不必奉气而病也。""圣人尽善养之道，彼不善养者，失之也。"在上述认识的基础上，突出最后一节"圣人不治已病治未病，不治已乱治未乱，此正所谓圣人预养生长收藏之气，不待寒变、痎疟、飧泄、痿厥等病已生而始治之也"的观点。原本深奥的《内经》养生思想，经马莳如此阐释，变得简单明了，条理清晰，令学习者在阅读时犹如抽丝剥茧，逐渐深入，更容易掌握神圣经典的高超境界。又如，马莳将《灵枢·本输》共分为18节，认为前11节分别记载了五脏各经井、荥、输、经、合诸穴，以及六腑井、荥、输、原、经、合各穴的穴名、五行属性以及取穴方法。因此，在各节之前均冠之以"此言某经井、荥、输、（原）、经、合之穴也"。又在第十二节加以总结概括，"此承上文之论诸穴者，而结言其数也"，从而明确《内经》"五脏六腑之腧，五五二十五腧，六六三十六腧也"一句的内涵，令《内经》的"五输穴"理论有综论有详述，易于理解。以上证明，马莳对于经文的分节，并不是肆意妄断，而是经过反复考虑、仔细推敲方才确定的。

（三）《灵》《素》互注，擅长以经解经

"以经解经"法在经典考据、注释过程中常常被使用，其方法有二：一是以诸经经文相互印证来探求经文原旨的方法。如北宋学者在注释《老子》时，常常征引其他经典的文字，有时甚至直接以其他经典的文字作为注文。王安石解《老子》首章中"道可道，非常道"一句，即以《庄子》相关文句为解，注云："常者，《庄子》所谓无古无今、无终无始也。"二是根据原书多个章节中对同一观点的不同论述，加以整理归纳，从而探求原文大义。马莳所擅长的"以经解经"便属此类。众所周知，《内经》既非一时之作，亦非自一人之手，而是战国以前的许许多多的医学著作的总结。这可以从《内经》引用了大量的古文献及《素问》《灵枢》互引、各篇互引等现象上得到证明。如《灵枢·小针解》用大段的文字阐发了《灵枢·九针十二原》中"粗守形，上守神。神乎神，客在门"等关于"小针之要"的内容。此外，《素问·离合真邪论》与《素问·针解》也有相关的条文。马莳在注释的过程中，发现了《内经》这一特点，其云："第一篇《九针十二原》中有小针之要，而此篇正以解其首篇，故名之曰'小针解'。其解义俱见首篇，故此不重复解，当合两篇而观之。《素问》又有'针解篇'，与此小同。"故在《黄帝内经灵枢注证发微·凡例》中他提出："愚注释此书，并以本经为照应，而《素问》有相同者，则援引之。"

归纳马莳"以经解经"的方式，大概有 3 种：

1. 以比事见义

通过联系前后之文辞，以比类观看相同或相反之例子，由于文脉贯穿，因彼此相形，而见其详。如《素问·阴阳应象大论》有"阳生阴长，阳杀阴藏"句，马莳认为："杀者，肃杀之杀，非杀戮之谓也。'天元纪大论'曰：天以阳生阴长，地以阳杀阴藏。与此同。故当以天地分之。"又如《素问·脉要精微论》有"阴盛则梦涉大水恐惧，阳盛则梦大火燔灼"句，马

蒔引《素问·阴阳应象大论》中"水为阴，火为阳"的论述，强调"梦必各从其类"，由于五脏属阴，故阴邪偏盛则梦涉大水恐惧，而六腑属阳，故阳邪偏盛则梦大火燔灼。

2. 以同名存义

通过综合《内经》各个篇章的不同记载，以其名虽相同，但其实则各异。如关于《内经》"逆从"的内涵，马蒔认为"有气色之逆从，如'玉版论要'曰：色见上下左右，各在其要。上为逆，下为从。女子右为逆，左为从；男子左为逆，右为从。又《灵枢·卫气失常》云：美眉者，足太阳之脉气血多；恶眉者，血气少。其肥而泽者，血气有余；肥而不泽者，气有余血不足；瘦而无泽者，血气俱不足。审察其有余不足而调之，可以知逆顺矣。有四时之逆从，'平人气象论'曰：脉有逆从四时，未有脏形，春夏而脉瘦，秋冬而脉浮大，命曰逆四时也。"玉机真脏论"曰：所谓逆四时者，春得肺脉，夏得肾脉，秋得心脉，冬得脾脉，其至皆悬绝沉涩者，命曰逆四时也。"此外，关于《内经》"神"的定义，马蒔总结了 8 种不同的情况："有指人身之血气言者""有指人身自有神气而言者""有指医工之针法言者""有自医工本身神气言者""有自病人神气言者""有自赞扬医工言者""自道之神妙而言""亦可以指赞扬神圣而言"。其引用的经文覆盖了《素问·八正神明论》《素问·上古天真论》《素问·调经论》《素问·宝命全形论》《素问·针解》《素问·天元纪大论》《灵枢·九针十二原》《灵枢·邪气脏腑病形》《灵枢·本神》等一系列篇章，考据不可谓不详尽。

3. 以常变观义

《内经》各篇对于人体脏腑、经络、诊断、治疗等的记载通常是有常有变、有正有反，马蒔经常以这种常变互证、正反互言的方法说理，从而达到生动鲜明的程度。如《素问·阴阳应象大论》有"中满者，泻之于内"的方法，马蒔认为："畜积有余，腹中胀满，当从而泻之也。《灵枢·胀论》

论五脏六腑皆有胀，而言无问虚实，工在疾泻。但今之医工不敢言泻，而病人恐泻，致使中满之疾绵延日久，经络闭塞而死。噫！与其泻迟而死，孰若泻早而愈？故《灵枢》疾泻之旨深哉。"这是通过治法之常与不治之变加以说理。又如《素问·阴阳别论》有"有不得隐曲，女子不月"的观点，马莳引《灵枢·营卫生会》中焦以"泌糟粕，蒸津液，化其精微，上注于肺脉，乃化而为血，以奉生身"为常，强调女子因不得隐曲之事，郁之于心，心不能生血，血不能养脾，脾不运化，胃失纳受，水谷衰少，更致水谷精微无以化生，而令血脉枯涸，月事不能时下为变。如此前后对应，具有较强的说理效果。

（四）旁征博引，择其善者而从

马莳在注解《内经》的过程中，不但引用《灵枢》《素问》经文互证，还广泛援引各家之说，旁征博引，择其善者而从之。除大量引用王冰注释与新校正补注之外，他还涉猎各类医学典籍，凡与经文相关又立意鲜明者，一概兼收并蓄。据不完全统计，仅《黄帝内经素问注证发微》就参考明代以前医籍 30 余种，包括《难经》《伤寒论》《金匮要略》《脉经》《针灸甲乙经》《诸病源候论》《千金方》《三因极一病证方论》《脉诀》《袖珍方》《医学纲目》《汤液本草》等一系列具有代表性的医学著作。他能参考各家之言，为我所用，注文集李东垣、刘河间、陈无择、张洁古、朱丹溪、滑伯仁等名家观点于一炉，辨其真谬，明其正误，既融各家之长，避免了一家之言的偏执，又有褒有贬，令后学之士开阔了视野，其中肯客观的评价，对于《内经》学术思想的传承，具有重要的促进作用。如《素问·生气通天论》曰："因于暑，汗，烦则喘喝，静则多言，体若燔炭，汗出而散。"马莳援引了张洁古、李东垣关于"动而得之为中热，静而得之为中暑"的观点，但认为"中暑证亦有于劳役动而得者，中热证亦有于违暑中静而得者"，其主要原因在于人之元气虚实有所不同，故治疗时亦不能拘泥于苍术白虎汤或清暑益气汤。"所变亦异，治之者，岂得无变法哉！"强调应根据病因灵活应对。又如，阐释《素问·阴阳别论》中"二阳结谓之消"句，其历举《素问》《灵枢》及历代有关上、中、下三消的论述。以下消为例，其引《素问病机气宜保命集》云："消肾者，初发而为膏淋，谓淋下如膏油之状，至病成面色黧黑，形瘦而耳焦，小便浊而有脂液，治宜养血以肃清，分其清浊而自愈"；又传陈无择"消肾者属肾，盛壮之时不谨而纵欲，年长多服金石，真气始衰，口渴，精液自泄，不饮而利"的观点；又承刘河间"渴而饮水不绝，腿消瘦而小便有脂液者，名曰肾消"的看法；继以李东垣"下消者，烦躁引饮，耳轮焦干，小便如膏"的描述；再辅以王叔和"焦烦水易亏，此肾消也，六味地黄丸治之"的主张，认为前人以下消之病位在肾并无非议，但根据《灵枢·邪气脏腑病形》有"肾脉微小为消瘅，及肝脉微小为消瘅"的记载，最终凸显其"肾肝俱有消瘅，此正下消之谓"的观点，可谓在继承前人的基础上，又有新的创造。

此外，马莳还积极引用非医学类的典籍，如《尚书》《礼记》《诗经》《易经》《白虎通》《史记》《汉书》《三国志》《阴阳书》《仙经》《山海经》等，均在其征引之列。马莳求索此类古代文、史、哲学著作甚至是野史稗传，目的大多是为了中医学的一些基本概念、治疗方法的初创起源寻找依据。如马莳引《山海经》"高氏之山，有石如玉，可以为针"的记载，佐证了《素问·异法方宜论》中"砭石者，亦从东方来"的判断。又如其引《阴阳书》中"人中甲子，从甲子起，以乙丑为次，顺数之；地下甲子，从甲戌起，以癸酉为次，逆数之"，旨在说明《素问·上古天真论》"逆从阴阳"的内涵。

（五）大胆批驳，择其不善者而改

马莳虽然尊经崇古，但是对于先贤注释及临床应用的错误之处，则勇于批驳，大胆斧正。如在《黄帝内经灵枢注证发微·卷一》注中，其自云：

"至于后世医籍有讹者，则以经旨正之于分注之下。"尤其是对于唐代王冰的注文，马莳在《黄帝内经素问注证发微》的序言中，就批评其"随句解释，逢疑则默，章节不分，前后混淆"，因此在马莳注疏《内经》的行文中，对王冰注释中的错误之处，进行了大胆的校勘与驳正。

如《素问·上古天真论》描述了"天癸"在人体生、长、壮、老、已的过程中所扮演的重要角色，但"天癸"究竟为何物，一直是中医学术界试图明确界定的对象。王冰认为："天癸"乃"肾气全盛，冲任流通，经血渐盈，应时而下，天真之气降，与之从事，故云天癸也。"即以"天癸"为女子之月事，此说法明显不妥，因为男子也有"天癸至"的一系列表现。马莳直斥其非，云："以女子之天癸为血，则男子之天癸亦为血耶？《易》曰：男女媾精，万物化生。故交媾之时各有其精，而行经之际方有其血，未闻交媾之时可以血言。"其他，诸如："《广嗣要语》诸书，皆谓精开裹血、血开裹精者，亦非。"他认为："天癸者，阴精也。盖肾属水，癸亦属水，由先天之气畜极而生，故谓阴精为天癸也。"从字面理解，"癸"属于十天干之一，与壬五行同属于水，壬为阳水，癸为阴水，先天精气藏蓄于肾，待充盈到一定程度后，方转化为能促进与维持人体生殖机能的物质——天癸，这种物质男女皆有，也并不局限于男精女血的表象。这一观点与现代"天癸，是肾精及肾气充盛到一定程度而产生的一种精微物质，具有促进人体生殖器官的发育成熟和维持人体生殖机能的作用"暗合。

又如，《素问·阴阳应象大论》有"形不足者温之以气，精不足者补之以味"的观点，王冰注曰："气，谓卫气。"马莳反驳说："盖温之以气，以卫气为解，则补之以味，岂人身亦有味乎？"《内经》关于饮食气味的论述颇多，如《素问·阴阳应象大论》就有"味归形，形归气，气归精，精归化，精食气，形食味，化生精，气生形""味伤形，气伤精，精化为气，气伤于味""形不足者温之以气，精不足者补之以味"等一系列观点，马莳看出了前后自相矛盾之处。如以"味归形，形食味"为指导，那么形不足当补之以味，若以"气归精，精食气"为原则，那么精不足则当温之以气，这与后面"形不足者温之以气，精不足者补之以味"自相抵牾。气为阳，味为阴，中医学素来强调孤阴不生、独阳不长，阴中有阳、阳中有阴方是生长之门，故马莳提出气不可无味，而味亦不可无气，养形当用阴味之药，却须佐之以阳气之品，生精当用阳气之品，亦应辅之以阴味之药。无论养形或是填精，若是一味用气味厚重的药物加以治疗，"则吾人之气不能当之，而反衰矣"，须在一派纯阴或纯阳的药物之中稍加反佐，方能令"补而不滞""温而不燥"，凸显补益之功。由此看来，马莳之注较王冰更符合临床实际，也更有利于指导临床用药。

再如，马莳对十二经气血"一时止行得一经"提出异议。其谓："如果十二经分配十二时，则一时止行得一经，何以能八刻之一千八十息，脉行六十四丈八尺，而四度周于身也？又何以能十二时之一万三千五百息，脉行八百一十丈，而五十度周于身也？况每经体有长短，穴有多寡。假如手少阴心，止有九穴，左右计一十八穴，不过自手小指至肘上臑内而已，今日行于午时，其一时当得一千一百二十五息，脉行六十七丈五尺。较之足太阳膀胱经有六十三穴，左右共计一百二十六穴，直至目之内眦，上行于头，转至项后，行背四行，下行委中，以至足之小指外侧，其穴道身体尽一身之长，今曰行于申时，则一时之中，亦止得息数一千一百二十五息，脉数止得六十七丈五尺乎？其余各经长短不同，又皆息数、脉数俱以一时之中而尽合乎？所谓一时止行一经者，实理势之所必无也。"其以一个时辰之内人体呼吸"一千一百二十五息"，乘以"呼吸定息，脉行六寸"，显然在固定的时间内，气血向前运行的长度是恒定的。但若是认同"一时止行得一经"，即承认人体的每一条经脉的长度也是相等的，这显然与中医的人体经络认知观不符。列宁曾说过："任何科学都是应用逻辑。"数学是科学的工具，逻辑是思维的工具，科学利用数学，数学利用逻辑，逻辑－数学－科学间是有内在联系的。马莳显然应用到了这种数学逻辑观。

（六）联系临床，注经不尚空谈

宋代至明清时期研究《内经》的学者，大体可类分为两大群体：注重校勘训诂和注重医理注释。前者以俞樾、胡澍、段玉裁、孙诒让、于鬯等皖派朴学家为主要代表，治学风格偏于文理的考证；后者以吴崑、张介宾、张志聪、高士宗等医家为主要代表，治学风格偏于医理的解释。马莳正是类属于医理注释派的医家之一，其对于《内经》经文的注释，主要依托于本人深厚的理论功底和丰富的临床经验，尤其在针灸经络方面，马莳将其独到的临床感悟、精准的取穴定位、多样的针刺手法，用生动形象的语言表现得淋漓尽致，令学习之人研习时仿若有医者执手而教之感。

如《素问·刺志论》云："夫实者气入也，虚者气出也。气实者热也，气虚者寒也。入实者左手开针空也，入虚者左手闭针空也。"马莳认为，此句乃为说明针刺泻实补虚之法而设。所谓实者，乃"邪气之入而实也，非真实也"；所谓虚者，乃"正气之出而虚也，乃真虚也"。故应采用相应的针刺手法以达到补虚泻实的目的，操作时当以"右手持针，左手揣穴。方其入针泻实之时，则左手揣穴，开针空以泻之；及其去针补虚之时，则左手闭穴，闭针空以补之。先治伪实，而后补真虚，此要法也"。同理类推，即便是使用汤药进行治疗，亦需遵守"泻实补虚如针法耳"的临床思路，既要祛邪务尽，又要处处顾护正气。

又如《素问·刺疟》云："疟脉满大急，刺背俞，用中针，傍五胠俞各一，适肥瘦出其血也。"关于疟病出现满大而急的脉象时，马莳认为"当刺背俞曰大杼穴者"，他以小字注明大杼穴定位方法及刺法为"项后第一椎下两旁，相去脊中各一寸半，针三分，留七呼，灸三壮"。他接受了王冰"五胠俞，谓谚谑"的观点，因该穴"去中行开三寸，自附分、魄户、膏肓、神堂数至谚语为第五，故曰五胠俞"，与张介宾认为五胠穴乃"五脏俞傍之穴"，即以"魄户、神堂、魂门、意舍、志室"五穴共为五胠穴的观点不同。至于该腧穴之所以被命名"谚语"，马莳给出的解释是：临床施针之时，不仅要求医者将手重按于病人脊中左右旁开三寸的位置，还需要病人密切配合，在正坐的同时口中发出"谚语"之声，搏动应手之处便是施针的所在，充分体现了马莳自身独特的诊疗经验。对于体型胖瘦不同的病人，马莳也主张采取因人而异的针刺方法，对于体型较胖的采取深刺多出其血的方法，对于较瘦的则不宜深刺，更不能令其出血过多，唯恐伤其正气。

再如《素问·水热穴论》中，马莳讨论风水证的治疗时，谈及了诊疗该证的临床体会，认为"后世只知水肿，不知有风水之义，但知利水而并不用风药"，其原因主要在于朱丹溪曲解经文之故，以至于"治水肿法诚有未全，后világ循法用之，致人夭枉者不知几千万人也"。他认为风水证的证候特点当为周身浮肿，色黑或白，不黄，目下肿亮，肤如脂泽。治疗时若填风药作引经报使之用，则疗效更加显著，如用羌活入膀胱经，独活入肾经，防风行四肢，苍术发表胜湿，干葛、白芷入阳明经，柴胡和解表里等。他还提出风水证需要与鼓胀病进行鉴别，区别对待，若仅腹中坚胀者，则以鼓胀治之，方选《素问·腹中论》中鸡屎醴之类加以治疗。

从以上注文可以看出，马莳对于《内经》原文的注证，有充分的临床依据。他一方面注重阐发经文所蕴含的深刻的医学理论，另一方面又积极补充经文未载却切实可行的诊疗方法，这种崇尚理论联系实际的治学之风，以及求真务实的治学精神，直至今天仍有重要的现实意义。

（七）阐发经旨，辅以图表诗文

由于《内经》经文文义深奥，医理难明，又兼篇帙宏大，内容繁芜，令研习之人难以总其纲领，把握要旨。马莳在注文的过程中，十分注意将相关的内容进行总结性的归类，如关于十二经"井、荥、输、原、经、合"

诸穴的论述，分散于《灵枢·本输》中各节之中，为了能给学习者一个整体性的印象，马莳专设"五脏六腑井、荥、输、原、经、合总图"加以概括。又如《灵枢·经脉》中关于各经循行路径，马莳不仅绘制了 14 幅经络循行图，并逐一注明各经腧穴的大体位置，还总结出十二经脉及任、督二脉"诸穴歌"及"分寸歌"共 28 首。此外，他还尝试着根据《难经》各个篇章中关于脏腑实体考证的相关记载，手绘脏腑形态图，这在《内经》注释史上还是史无先例的首创。又如《素问》7 篇大论中关于运气学说的注释，马莳不仅通考明代及明代以前的所有相关著作，做出丰富而详尽的解说，而且为了更形象地说明该学说的理论内涵，马莳专门绘制了 76 幅图表来阐释运气学说，如《天道六六之节盛衰图》《地理应天六节气位左转图》《天道六气与地理五行相错图》等，以明了直观的方法，以提纲挈领的表述，极大地帮助了学习者理解掌握运气学说。

二、经络腧穴观

（一）强调研习十二经脉乃"习医之第一要义"

十二经脉，是《内经》中经络学说的主要内容，是经络系统的主体。《灵枢·经脉》谓："经脉者，所以能决死生，处百病，调虚实，不可不通。"马莳十分强调学医者必须掌握十二经脉的循行、腧穴定位及本经病证等基本内容，"实学者习医之第一要义，不可不究心熟玩也"。

马莳注释《内经》十二经脉特点：

1. 以腧穴定位阐发十二经脉循行

《内经》对十二经脉只描述了大致的循行部位，却无具体的腧穴定位。纵观《素问》与《灵枢》，虽《素问·骨空论》径云："凡三百六十五穴也。"《灵枢·九针十二原》亦谓："节之交，三百六十五会。"但《内经》

中有明确记载并被后人认识到的腧穴仅有 155 个，有些腧穴仅有名称和主治，如云门、肩髃、绝骨（悬钟）等，甚至很多腧穴仅有穴名，定位及主治均缺失，如巨骨、颊车等。随着腧穴定位的一般规律逐渐为医家所认识，唐·杨上善将《黄帝明堂经》所列的 349 穴分别归入十二经及奇经，而现今通行的十四经穴归经则主要发端自宋代《铜人腧穴针灸图经》。从此，腧穴"从此不再仅仅是体表孤立的'点'，而是与经络脏腑通应的有机整体。"马莳注解《内经》十二经脉及奇经八脉循行部位的特点之一，便是以腧穴定位来阐发经络循行。他强调："惟先熟穴名，而经脉自然了然矣。"如其描述手太阴肺经循行："由胸部第四行之中府、云门以出腋下，下循臑内，历天府、侠白，下入肘中，抵尺泽穴。既下肘中，乃循臂内上骨之下廉，历孔最、列缺，入寸口之经渠、太渊，以上鱼，又循鱼际，出大指之端，至少商穴而止也。"手太阴肺经起于上腹部胃脘处（中焦），向下联络大肠，由大肠向上又至胃的上口贲门处，纵贯横膈膜，入属肺脏；再由胸部第四行中府、云门两穴横出至腋下，沿上臂前缘下行，在手少阴与手厥阴两经之前，过天府、侠白两穴，下达于肘中的尺泽穴；又沿前臂内侧上骨下缘，过孔最、列缺两穴，经寸口的经渠、太渊穴前行至鱼际，出拇指尖端的少商穴。其支脉，在腕后桡骨茎突上的列缺穴与手阳明大肠经相交，又循手阳明大肠经之合谷、三间、二间，随商阳穴上行。这样以腧穴进行连线，经脉的循行便可一目了然。但这种注释方法，首先要求有精确的腧穴体表定位。因此，马莳仿照元代滑寿《十四经发挥》，以及明代徐凤《针灸大全》的腧穴歌诀方式，"阴经照滑氏，阳经照徐氏"，在各经条文下附以"诸穴歌""分寸歌"，详细记录了各经腧穴穴名及定位方法。对于各经腧穴的位置，马莳采用了"挨穴之法"，即通过明显的体表标志进行上下左右的纵横连属。如其描述云门穴的定位："云门，巨骨下，侠气户旁二寸陷中，去中行任脉六寸。气户，巨骨下，俞府两旁各二寸陷中，去中行任脉四寸，去膺窗四寸八分。俞府，巨骨下，璇玑旁二寸陷中。璇玑，天突下一寸。天突，结喉下四寸宛中。"可以看出其中的规律是：

$$结喉 \xrightarrow{下四寸} 天突 \xrightarrow{下一寸} 璇玑 \xrightarrow{旁二寸陷中，巨骨下} 俞府 \xrightarrow{旁二寸陷中} 气户 \xrightarrow{旁二寸陷中} 云门$$

马莳认为这种挨穴之法，"由天突起至璇玑，由璇玑至云门，其法甚简"。再结合其他穴名与定位歌诀，研习者可前后相参，既掌握了经络的循行，又加深了对腧穴定位的理解。可以说，这种简单易行、定位准确的经络腧穴注释方法，对于《内经》经络学术思想的普及具有积极的意义。

2. 以十二经异动、气血常变及循行释十二经脉病候

《内经》关于十二经脉病候的记载，主要见于《灵枢·经脉》中"是动病""所生病"的相关内容。《难经·二十二难》云："经言是动者，气也；所生病者，血也。邪在气，气为是动；邪在血，血为所生病。气主煦之，血主濡之。气留而不行者，为气先病也；血壅而不濡者，为血后病也。故先为是动，后所生病也。"这种"气血先后说"的理论，主要依据对"气为血之帅""气行血自行"的认识，得到了隋代杨上善及明代张世贤的极力推崇。但马莳认为此说属《难经》臆造，不足为信。一方面，他主张《灵枢·经脉》关于十二经脉"所生病"并非皆因于血病引起。如其曰："肺经则言肺所生病，大肠则言津液所生病，胃则言血所生病，脾则言脾所生病，心则言心所生病，小肠则言液所生病，膀胱则言筋所生病，肾则言肾所生病，心主则言脉所生病，三焦则言气所生病，胆则言骨所生病，肝则言肝所生病，何尝以所生之病皆定为血也？"另一方面，他又主张"是动病"中之"动"字乃穴动之义，其引《素问·至真要大论》"所谓动气，知其脏也"句，强调："凡知太冲、冲阳、尺泽等穴气绝，为死不治。正以其动，则可以验病，不动则气绝耳。此篇是动之义，正言各经之穴动则知其病耳。"应该说，马莳从脉诊角度解释"是动病"，符合《内经》本义。关于这一点，考古学发现给出了最直接的证据。1972 年，在长沙马王堆汉

墓发现帛书《阴阳十一脉灸经》中厥阴脉条文，可与《史记·扁鹊仓公列传》中相关记载相互参照，为"是动病"的解释提供了契机。《阴阳十一脉灸经》中，谓"是动则病……妇人少腹肿……是厥阴脉主治"，与仓公医案中"厥阴……脉……动则腹肿，臣意灸其厥阴之脉"主旨大致相仿。可见，其中的"动"字，不是经脉气血变化，而是脉诊指下感觉的异常搏动，故当取治于相应的经脉。又如上世纪 80 年代张家山汉墓发现的《脉书·相脉之道》云："它脉盈，此独虚，则主病；它脉滑，此独涩，则主病；它脉静，此独动，则生病。"此处记载的脉象之盈虚、滑涩、动静等，都是秦汉时期医家在切脉过程中对动脉搏动的实际感受，是对各经脉诊察的客观反映，"相脉之道"属早期的脉诊法。许多当代学者已清楚地认识到："'是动'与'所生'病，不是疾病种类的划分。""'是动病'，即指某条经脉的搏动异常而该脉出现的疾病。"

至于十二经病候，马莳多以各经气血常变及循行部位加以阐发。如手太阴肺经"肺脉由中府出腋，循臑下肘入手"，若气血运行失常，逆而向上时，除本经腧穴搏动异于常态外，还可表现出诸如肺部膨膨胀满、喘急咳嗽，缺盆中痛，甚至两手交叉按胸、头目眩晕的"臂厥"的症状。此外，由于局部经气循行不利或受他经邪气影响，如"肺脉贯膈而布胸中"，可出现咳嗽上气、喘促、口渴、心中烦乱、胸部满闷的症状；"脉行手少阴心主之前"，可出现臑臂内前缘疼痛、厥冷、掌心发热等症状。若是本经经气有余，属邪气偏盛的实证，因"络脉交于手，上肩背"，就会感觉肩背疼痛。而肺属金，肾属水，肺为肾之母，母病邪实，累及其子，或可出现小便次数增多而尿量减少。若是本经经气不足，亦可表现为肩背疼痛，但兼现畏寒怕冷的症状，少气不足以息，溲色也会有不正常的变化。

3. 人迎、寸口对举定虚实选刺穴

《灵枢·经脉》对肺经"是动病"给出的实证与虚证的区别方法是：

"为此诸病……盛者寸口大三倍于人迎，虚者则寸口反小于人迎也。"关于各经盛虚，《灵枢·经脉》以及《灵枢·禁服》皆有以人迎、寸口脉象对比的方法进行解释的情况。其规律是阴经寸口大于人迎为盛，人迎大于寸口为虚，阳经人迎大于寸口为盛，寸口大于人迎为虚。马莳继承了这一方法，但为区别在手经与足经的差异，他结合《灵枢·终始》中"脉口三盛，病在足太阴，三盛而躁，在手太阴"条文，强调"寸口较人迎之脉三倍而躁，则肺经为实"，其注文中所添之"躁"字，为定位手太阴肺经病提供明确的指征，可谓画龙点睛。他根据《灵枢·终始》中"脉口三盛，泻足太阴而补足阳明"的原则，故推测"脉口三盛而躁，病在手太阴，当泻手太阴肺经，而补手阳明大肠经矣"。

与之相反的是，对于手太阴经之虚，《灵枢·经脉》仅云："虚者则寸口反小于人迎也"，并未给出人迎、寸口脉势对比的定量参考。马莳结合《灵枢·终始》中"人迎三盛，病在足阳明，三盛而躁，在手阳明"条文，采用了反证的方法，认为阳明经实乃"人迎三盛而躁"，故推测手太阴虚当有"寸口较人迎之脉三倍而小"的表现，其所设之"小"字，与"躁"字对举，正说明实证在手阳明经而非足阳明经之意，故治疗时当泻手阳明大肠经，而补手太阴肺经。

至于《灵枢·经脉》中关于手太阴肺经证治"热则疾之，寒则留之，陷下则灸之，不盛不虚以经取之"的治法，马莳并无过多发挥，即热证当用泻法，以疾去其针为要；寒证当取补法，以久留其针为宜；脉陷下则是说明正气不足，故采用艾灸温补的方法；不虚不实之证则只取手太阴肺经腧穴平补平泻即可，无需配合手阳明大肠经腧穴进行刺灸治疗。

（二）诠解奇经八脉脉名、循行及病候

奇经八脉作为《内经》经络学说的重要组成部分，在《内经》的多个篇章中有详细的论述。但"奇经八脉"一词，首见于《难经·二十七难》。

其云："脉有奇经八脉者，不拘于十二经，何也？然：有阳维，有阴维，有阳跷，有阴跷，有冲，有督，有任，有带。凡此八脉者，皆不拘于经，故曰奇经八脉也。"历代对于此"奇"字，各有不同解释。如滑寿解之以"奇恒"，认为此八脉区别于十二正经常脉。其云："脉有奇常，十二经者，常脉也，奇经八脉，则不拘于十二经，故曰奇经。"李时珍解之以"奇偶"，因无阴阳表里脏腑相配，故谓之"奇"。其曰："奇经凡八脉，不拘制于十二正经，无表里配合，故谓之奇。"

马莳在《黄帝内经素问注证发微》与《黄帝内经灵枢注证发微》中，并没有正面对"奇经八脉"之名作出相应的解释，但通考以上二书，总括马莳对"奇"字的理解，则可见其主旨。如其对"奇恒之腑"之"奇"字，乃指"其脏为奇，无所于偶"，奇与偶对，言无表里相对配偶者。又如：注"奇邪"者乃"不正之邪"，奇与不正相对，言其乃不循常理、不合常态之义。因此，笔者推测，马莳解"奇经八脉"之义亦可以此类推，说明其既无表里配偶，内不连属脏腑，也不配属五行干支，又不循常道，别道奇行。

1. 督脉

（1）督者，统领之意也

督脉在《内经》中论述颇多，如《素问·骨空论》《灵枢·本输》《灵枢·经脉》中都有关于督脉循行及病候的相关论述。然而对于督脉的命名，有两种不同的理解。"督"字原意为上衣后背中缝，《六人故·人三》云："衣缝当背之中达上下者，亦谓之督。"因其脉行于人体后背正中，其状相似，故以督脉为名。段玉裁谓："督者以中道察视之，人身督脉在一身之中。"但以马莳对经络的深刻认识，主张督脉的循行也不全是居于正中，也有两旁的支络，此解显然略显牵强。另一方面，督有总督、统领之义。从功能上讲，督脉不仅是阳脉之海，因其从小腹上行的分支经脐向上通心，过喉咙，上颐，环绕口唇而联系目下中央，这是任脉的通路，故马莳提出：

"督脉、任脉名色虽异，而气脉不殊。"因此从广义上看，督脉可认知为前"任"后"督"之总和，督脉为不仅为阳脉之海，亦可借任脉以统管诸阴。

（2）述督脉循行

马莳参合《内经》的相关论述，认为督脉的循行有以下特点：①督脉是居于人体正中的主脉。如其谓："颈之中央，即后项也。后项之下，乃督脉一经，其在项后入发际一寸，大筋内宛宛中，名曰风府。由此而一直下行，以至长强，皆督脉经穴也。"②督脉两旁有支络。其谓："督脉有别脉，盖自溺孔之端分而各行：循阴器，合篡间，正在前阴后阴之两间也。又自两间之后已复分而行，绕篡之后。又别络者，分而行之，绕其臀肉内廉，贯脊属肾。彼足太阳膀胱经之络从外行者，循髀枢，络股阳而下，其中行者，下贯臀，至腘中，与外行络合足少阴肾经，自股内后廉贯脊属肾。督脉之别绕臀者，至此则与二经相合而行也。又与足太阳起于目内眦，上额交巅上，入络脑，还出别下项，循肩膊内，挟脊抵腰中，入循膂，络肾，一如足太阳经脉之所行也。"③脉行于身前为任，行于身后为督，二者可合称为"督脉"。如其谓："督脉、任脉名色虽异，而气脉不殊，其督脉所行者，一如任脉之行，故自少腹直上者，贯脐中央，上贯心，入喉，上颐环唇，上系两目之中央。"

（3）明督脉诸穴，不必尽拘本经

《素问·气府论》云："督脉气所发者二十八穴：项中央二，发际后中八，面中三，大椎以下至尻尾及傍十五穴，至骶下凡二十一节，脊椎法也。"马莳据此认为，督脉脉气所发的腧穴共有28个，其中"项中央二，谓风府、哑门二穴也。发际后中八，谓神庭、上星、囟会、前顶、百会、后顶、强间、脑户八穴也。面中三，谓素髎、水沟、龈交三穴也。大椎以下至尻尾及旁十五穴，至骶下凡二十一节，谓自大椎以下而下于尻尾计有十五穴，乃大椎、陶道、身柱、神道、灵台、至阳、筋缩、中枢、脊中、悬枢、命门、阳关、腰俞、长强、会阳也"。但会阳穴属足太阳膀胱经，并非督脉本经腧穴，因此马莳认为"督脉经脉气所发之穴……不必尽拘于本经也"。而中枢穴仅见于王冰注文之中，马莳据《针灸聚英》无此记载，推测可能是王冰为凑成15穴而杜撰强加的。

（4）详督脉病候，含冲任病候

马莳认为，督脉为病有三：一者因督脉行于脊中，故为病则脊部强直，甚则角弓反张不能屈伸。二者则因督脉之支脉与任脉相合，则任脉的一些病证，如气从少腹上冲心胸作痛，大小便闭结，亦属督脉病候，可从督脉取穴治疗。三者因冲、任、督脉皆起于胞中，一源三歧，故不孕、癃闭、痔疮、遗溺、咽干等冲、任病证，也可属于督脉病候范畴。

2. 任脉

（1）任者，妊养之意也

《内经》关于任脉的论述，散见于各个篇章，大都与女子月事、妊娠等密切相关。如《素问·骨空论》云："任脉为病，女子带下瘕聚。"《素问·生气通天论》云："女子……二七而天癸至，任脉通，太冲脉盛，月事以时下，故有子。"因此，历代医书多以其与女子密切关联。如滑寿《十四经发挥》曰："任之为言，妊也。行腹部中行，为妇人生养之本，奇经之一也。"李时珍《奇经八脉考》引张洁古曰："任者，妊也，为阴脉之妊养。"马莳亦宗此说，强调"所以谓之任脉者，以女子赖此任养也，故曰女子不孕也"。

（2）以腧穴次第注释任脉循行

《素问·骨空论》记载了任脉的循行路径："任脉者，起于中极之下，以上毛际，循腹里，上关元，至咽喉，上颐循面入目。"而马莳关于任脉的循行注释，也突出体现出其以腧穴次第先后而明经络的特点。其云："中极者，脐下四寸。起于中极之下，则始于会阴穴也。复循腹里之中极，上关

元，又上石门、气海、阴交、神阙、水分、下脘、建里、中脘、上脘、巨
阙、鸠尾、中庭、膻中、玉堂、紫宫、华盖、璇玑、天突，至廉泉、承浆，
以上咽喉中，其脉至上颐循面，以入于目也。"

（3）详任脉病候，驳后世七疝八瘕之误

《素问·骨空论》云："任脉为病，男子内结七疝，女子带下瘕聚。"这
是关于任脉病候的最早记载。马莳认为"内"是指腹内，因任脉行于腹中，
故其病候多聚于此。但关于《内经》"七疝""瘕聚"之义，后世则多谬
误。其罗列了《内经》各篇中所有疝证。如《素问·四时刺逆从论》有狐
疝风、肺风疝、脾风疝、心风疝，《素问·大奇论》有肺疝，《素问·脉要
精微论》《素问·大奇论》《灵枢·邪气脏腑病形》有心疝、肾风疝、肝风
疝，《素问·脉解》有妇人癀疝，《素问·至真要大论》《素问·阴阳别论》
有男子癀疝，《素问·五脏生成》有厥疝，《灵枢·邪气脏腑病形》有"肝
脉急甚为癀疝，脾脉微大为疝气"。概括地认为，厥疝当为"诸疝之总名"，
而"癀疝者，当是癀疝也"。因疝证发于五脏的不同，当分为五脏疝。故所
谓"七疝"，当为"五脏疝及狐疝、癀疝也"。他驳斥了后世如朱丹溪以寒、
水、筋、血、气、狐、癀，以及《袖珍方》以厥、癥、寒、气、盘、附、
狼等七疝的分类方法。认为其共同错误之处在于"但知病在下部者为疝，
岂知五脏皆有疝？又但知男子有疝，岂知妇人亦有疝？盖皆不考《内经》
故耳"。此外，参《素问·大奇论》中"三阳急为瘕"，即《内经》瘕聚的
病机为足太阳膀胱一经受寒，凝而成瘕，认为后世所谓蛇瘕、脂瘕、青瘕、
黄瘕、燥瘕、血瘕、狐瘕、鳖瘕等，已非《内经》本旨，属后人臆造，不
足为信。

3. 冲脉

（1）冲者，气上冲之意也

关于冲脉的脉名，历代解释颇多。有以通行为解，如李驷《黄帝八十一

难经纂图句解》云："冲者，通也。言此脉下至于足，上至于头，通受十二经气血。"有以要冲为义，如潘楫《医灯续焰》云："冲则后行于背，前行于腹，上行于头，下行于足，以至溪谷肌肉，无处不到，诚十二经内外上下之要冲也。"有以其气上冲作答，如李时珍《奇经八脉考》云："冲脉起于气冲，冲直而通，故谓之冲。"马莳正是持此观点的注家，他从冲脉受病"少腹上冲心而痛也"的病理反证，判断"所以谓之冲脉者，以其气上冲也"。

（2）合多篇经意，述冲脉循行

马莳指出，冲脉与任督二脉，均起于胞中，向后上行于背里，其浮浅外行的经脉，并任脉出会阴，起自足阳明胃经之气冲穴，挟脐向上与足少阴肾经并行，会足少阴肾经之幽门、通谷、阴都、石关、商曲、肓俞、中注、四满、气穴、大赫、横骨等，至胸中而散。又据《灵枢·逆顺肥瘦》《灵枢·五音五味》的记载，列举了冲脉各支脉的循行路径：①其上则出于颃颡，渗诸阳经，以灌诸经之精。②下注于少阴肾经之大络大钟穴处，出于气冲，循阴股内廉，入腘中，伏行胫骨之内，下至内踝之后，以渗脾、肾、肝三经。③前行的分支，行于足背，连属涌泉穴，入足大趾间，渗诸络而温肌肉。④从胞中向后，循脊里上行。

至于冲脉的病候，则多因其经气逆而不能上，经络壅滞不通，以胸腹满闷而疼痛剧烈为主证。

4. 其他

奇经八脉在《内经》中的记载除上文冲、任、督脉之外，还有带脉、阴跷脉、阳跷脉、阴维脉、阳维脉。其名称虽见于《内经》，但内容欠详，经后世医家地不断补充方趋于完善。马莳在注解这些奇经八脉时，也注重参考相关的文献。如《难经·二十八难》言带脉"起于季胁，回身一周"。马莳在注解《素问·痿论》"治痿者独取阳明"一句时，强调："带脉亦奇经之一，起于季胁，回身一周。此宗筋者，与带脉而相属，与督脉而为络，正以奇经八脉任、冲、督三脉皆起于会阴之穴，而带脉亦相连属也。故阳明虚，则宗筋纵弛，而不能牵引带脉，故足痿而不能举。"认为阳明脉虚，宗筋弛缓，致使带脉不能收引，失去了统束诸经的作用，就会发生下肢软弱不能行走的足痿症状。

（三）释十二经别强调离入出合

十二经别就是别行的正经，有离、入、出、合于人体表里之间的特点。其加强了十二经脉的内外联系，更加强了经脉所属络的脏腑在体腔深部的联系。马莳云："各经皆名曰正，则正者，正经也，宜与经脉篇其直行者相合。别者，络也，宜与经脉篇其支者、其别者相合。"认为经别乃正经别行之分支，属于络脉的范畴。十二经别多从四肢肘膝上下的正经别出（离），经过躯干深入体腔与相关的脏腑联系（入），再浅出于体表上行头项部（出），在头项部，阳经经别合于本经的经脉，阴经经别合于相表里的阳经经脉（合），故有"六合"之称。但十二经别无所属腧穴，也无所主病证，其循行路线补充了经脉所未及。马莳云："其意之所重者在合，而与经脉之行，不必及其详耳。"强调研究经别更应注重其与正经离、入、出、合的关系，而非其循行的具体部位。

（四）释络脉创十六络说

1. 络脉者，网络周身之意也

马莳云："经脉为里者，如手太阴肺经，自中府至少商，乃直行之经在于里，里者，即上文之所谓经隧也。其支而横者，即如肺经有列缺穴，横行手阳明大肠经者为络也。其络之别者为孙，犹有子而又生孙，较之正络为尤盛也。"他认为，经脉纵行上下，络脉横行左右。由此形成了经络纵横交错、孙络网罗遍布全身的网络系统。络脉除了渗灌肢节、濡养周身的作用外，部分络脉还可以联络十二经脉，传注周流，使之成为表里配偶的关系，此即十五络脉。

2. 以任、督之络脉属十五络

《灵枢·九针十二原》提出"络脉十五"，即十二经有十二络穴，又加督脉之长强、任脉之尾翳及脾之大包共十五络脉。这与《难经·二十六难》所载有所不同。其云："经有十二，络有十五，余三络者，是何等络也？然：有阳络，有阴络，有脾之大络。阳络者，阳跷之络也。阴络者，阴跷之络也。"两者之间的差别在于：《灵枢》以任、督之尾翳、长强为二络，《难经》以阴跷、阳跷为二络。考其原因，《难经》将阴跷称为"阴络"，阳跷称为"阳络"，意即阴跷通于各阴经，阳跷通于各阳经。李时珍《奇经八脉考》承此义，云："阳跷主一身左右之阳，阴跷主一身左右之阴。"与之不同的是，《脉经·平奇经八脉病》则径云："督脉者阳脉之海也。"《针灸聚英》云："阴脉之海任所谓。"

考《灵枢》在躯干部的三络，是分主身前、身后、身侧。即任脉行身之前，"从尾翳下于鸠尾，散于腹中"；督脉行身之后，"长强挟脊上项，散于头上，下则于肩胛之左右，其别者则走于足太阳膀胱经，以入贯于膂筋之间"；脾之大络行身之侧，"出渊腋下三寸，布胸胁"。由此，躯干的前、后、侧部各有相应的络脉及络穴。观《灵枢》对其他十二络脉的描述，既有络穴，又有一定的分布部位，还记载其虚实病候，已形成一个整体。可见，以任、督之络为十五络之一，显然更符合理论的系统性、完整性。马莳亦执此义，其云："夫以十二经而谓之十五络者，以督、任有二，脾有大包，故谓之十五也。按此篇以督之长强、任之尾翳为十五络，《难经》以阳跷、阴跷之络为十五络，殊不知督脉所以统诸阳，任脉所以统诸阴，还以《灵枢》为的也。"后世，李鼎亦指出："阴跷、阳跷在卫气的昼夜运行中起到出阴入阳的沟通作用，称作'阳络'和'阴络'虽然有它一定的意义，但将此列入十五络中以取代任、督之络，在理论上就易引起混淆。"（《中医针灸基础论丛》）

3. 强调脾胃后天之本，提出十六络之说

十二经脉在四肢各分出一条络脉，以加强表里经之间的沟通，再加上任脉之络鸠尾、督脉之络长强以及脾之大络大包，共同组成十五络脉。值得注意的是，其中脾既有足太阴之络公孙，又另有一条脾之大络大包。为何独以脾有二络，而他脏无第二条"大络"？这与脾脏自身的功能密切相关。在五行中，脾属土，土位居中央，四方兼顾，化生万物，灌溉五脏，洒陈六腑，濡养百骸，必须依赖于其健运功能的正常发挥。脾之大络，就是"土旺四旁"学派在经络理论体系构建过程中强调脾为后天之本的具体体现。

但不能忽视的是，脾与胃，一阴一阳，互为表里，共同参与饮食的消化吸收。《素问·灵兰秘典论》曰："脾胃者，仓廪之官，五味出焉。"将脾胃的受纳运化功能比作仓廪，可以摄入食物，并输出精微营养物质以供全身之用。人以水谷为本，胃主受纳水谷，脾主运化精微营养物质，可见胃与脾一样，在人体占有极为重要的位置，共为后天之本。故在马莳看来，仅以脾独具二络，显然是不合理的，其云："五脏皆以胃气为本，故胃有大络……人但知十二经及督、任二经共十五络穴，以脾有公孙、大包二络故也。然脾以大包为大络，而不知胃络丰隆之外，亦有大络曰虚里者，则不止于十五络、而当谓之十六络矣。"

（五）释经筋以腧穴明起结之所

马莳云："各经皆有筋。"经筋是附属于十二经脉的筋肉系统，同样分为手足三阴三阳，合称十二经筋。十二经筋分布于外周，有"起"有"结"，均从四肢末端走向头身，不入脏腑。其中，足三阳经筋起于足趾，结于面部；足三阴经筋亦起于足趾，结于腹部；手三阳经筋起于手指，结于头部；手三阴经筋亦起于手指，结于胸部。马莳在注解十二经筋循行时，以腧穴明确其起、结之所，乃其一大特色。如足太阳之筋循行，起于足小趾外侧

的至阴穴，经通谷、束骨、京骨、金门、申脉，结于足跟部位的仆参、昆仑二穴，又沿足跟上行，出外踝，经跗阳、飞扬、承山、承筋、合阳等穴，结于腘窝中央的委中穴。其别行的一支，从飞扬穴上向腘内侧，与前者相并上行，行经委阳、浮郄、殷门等穴，上结于臀部会阳穴，经下、中、次、上八髎、白环俞，直至大椎，挟脊柱旁一寸五分，至项部天柱、玉枕等穴。其直行的分支，结于玉枕之下、枕骨之上，过头顶，下至颜面部，结于鼻。又有支行者，从目上下结于颧骨。又有支行者，入于腋下，上出缺盆，结于完骨。又有支行者，斜向上出于目下颧骨部位。

（六）阐发《素问·刺腰痛》中之特殊脉名

在经络学说形成之初，经络的命名尚未统一。各种不同的命名方法也层出不穷，有因部位而得名的，如"背俞脉""侠脊之脉"，有因脉循行走势而得名的，如"解脉""散脉"，有些则以刺灸部位得名，有些则同一经脉有多个别名，诸如此类，不胜枚举。马莳在注解《内经》的过程中，结合自身针灸经络学知识，逐一给出了明确的定义，虽个别解释略显牵强，有些则自己亦把握不定，仅"且从之"，供后学之士作参考使用。

《素问·刺腰痛》中就有许多特殊的脉名，如解脉、同阴之脉、阳维之脉、衡络之脉、会阴之脉、直阳之脉、飞阳之脉、昌阳之脉、散脉、肉里之脉等。马莳于此分别一一作了阐述和解释，对于理解这些脉与十二经脉及奇经八脉的关系，丰富经络学说内涵，特别是掌握腰痛的治疗用穴均有重要的作用。

1. 解脉

马莳云："解脉者，膀胱经之脉也。足太阳之脉起于目内眦，上额交巅上，循肩膊挟脊抵腰中，入循膂，络肾属膀胱，下入腘中；又其支别者，从膊内别下贯胛，循髀外后廉，而下合于腘中。"其承王冰所注，认为此乃足太阳膀胱经在背部别行的二支，即背部第一侧线和第二侧线，"两脉如绳之解腰，故名解脉""解者，散行意也，言不合而别行也"。自按曰："此节虽言解脉，其实是膀胱经腰痛也。"明确了此乃借"解脉"之名，言膀胱经腰痛辨证施治之意。

因足太阳膀胱经本经循肩膊挟脊抵腰中，络肾属膀胱。故解脉令人腰痛，痛必引肩，目䀮䀮然不明，时遗溲。治疗时刺在"膝后筋肉相分之间，正郄中外廉之横脉，有血络横见，迢然紫黑而盛满者，乃刺之，当见黑血，必候其血色变赤乃止针也。"治疗时针刺委中外侧横脉，即委阳部位的小络出血，待血色由黑转赤则止。又因其别脉自肩下循背脊至腰，而横入髀外后缘，故解脉腰痛，又可表现为痛如折腰，其人又善惊恐，此因膀胱与肾为表里，而肾虚则多恐之故。治疗时则"在郄中……结络如黍米处刺之，其血射必黑，刺之见赤血而止针"。即针刺委中部的结络出血，待血色由黑转赤则止。

2. 同阴之脉

马莳云："同阴之脉者，谓胆经之脉同于足厥阴肝经也。"此处"同阴"当做"通"解，足少阳胆经之别，别跗上，入大指岐骨间，通于足厥阴。其所致腰痛多痛如针刺，又伴见疼痛局部突然肿胀之貌。治疗时当取刺外踝上绝骨之端之阳辅穴。

3. 阳维之脉

《难经·二十八难》云："阳维起于诸阳会也。"阳维所发，别于金门，以阳交为郄，与手足太阳及跷脉会于臑俞，与手少阳会于天髎及肩井，与足少阳会于阳白，与督脉会于风府、哑门。马莳认为阳维脉之脉气始于足太阳经，故取刺该经之承山穴。

4. 衡络之脉

马莳云："衡者，横也。"他承王冰"足太阳外络"之说，言衡络之脉"自腰中横入髀外后廉，而下合于腘中"。即过环跳，经浮郄、委阳而合入委中的一支。前者"解脉"乃指足太阳经整体而言，此处则指横行的部分。多因举重伤腰等外伤而致横络之脉气阻绝，恶血不得行，表现出腰痛不可以俯仰的特点。其治法则"刺在郄阳筋之间，上郄数寸衡居"。具体分为两处腧穴，"郄阳筋之间"即委中外侧、筋之内侧，应是委阳穴；而"上郄数寸"即委中上方数寸，应为殷门穴。此较王冰"郄阳谓浮郄穴上侧委阳穴也"阐释更为精准。

5. 会阴之脉、直阳之脉

马莳宗王冰所注"足太阳之中经也，其脉循腰下，会于后阴，故曰会阴之脉"，认为会阴乃任脉之穴，督脉由会阴而行于背，则会阴之脉自腰下会于后阴。其令人腰痛，"痛上漯漯然汗出，汗干令人欲饮，饮已欲走"，乃因于疼痛，汗出不断，则令人"肾燥阴虚"，故汗干后"欲饮水以救肾"，但水一入腹，"阴气复至，故欲走"。所刺部位应当是足太阳膀胱经过外踝之后，直而行者的部分，而穴在"跷上郄下五寸横居"，马莳指出"跷"当为申脉穴，"郄"当为委中穴，今穴在跷之上、郄之下，约有五寸，则应是承筋穴。会阴之脉腰痛，取刺于承筋穴。

6. 飞阳之脉

马莳云："飞阳本足太阳经穴名也，此穴为足太阳之络，别走少阴。"因足少阴之脉从肾上贯膈，入肺中，循喉咙，夹舌本，其支别者从肺出络心，注胸中，故其腰痛"甚则悲以恐也"。乃恐生于肾，悲生于心之故。治疗时当刺内踝上五寸的筑宾穴，因其系足少阴肾经也，在少阴之前与阴维为合，所以此穴治疗飞阳腰痛。

7. 昌阳之脉

马莳云："昌阳，系足少阴肾经穴名，又名复溜。"直言昌阳之脉，即足少阴肾经。其腰痛症状与足少阴肾经循行相符。腰为肾之府，其经有病，故为腰痛。足少阴脉直行的分支，从肾上贯肝膈，入肺中，循喉咙，夹舌本，故引起舌部卷缩，不能言语。别出的分支，从肺出络心，注胸中，故引起胸膺部疼痛。此外，马莳亦承王冰所注"阴跷为足少阴之别"。但将其归属为足少阴肾经之别，因其脉入顽内廉，属目内眦，所以亦可见目晥晥然不明之状。合于太阳，而足太阳脉行于脊背，故腰痛甚则反折。治疗时取刺复溜穴。

8. 散脉

历代学者对散脉有多种不同的见解。杨上善认为乃足厥阴、足少阳之别名。王冰认为是足太阴之别络。张志聪认为是冲脉。吴崑认为乃阳明之别络。马莳虽承王冰之注，因足太阴之别循股内，入腹中，与足少阴、少阳结于髋部，"故痛则腰下如有横木居其中，其乃遗溲也"。但"何王注便以为足太阴之地机？遍考他处又无散脉之说"，只因"地机穴亦治腰痛不可俯仰"，故"且从王注耳"，并希冀"高明者正之"，尤彰显其严谨的学术态度。地机穴在膝下五寸，与膝前无关。按经文所载部位应是三里、阳陵泉之上。正如高士宗所曰："刺散脉，当在膝前之骨，犊鼻穴也；及分肉间，三里穴也；络外廉，上廉穴也。三里在肉分间，乃足阳明之合穴，故曰束脉。刺前骨、刺肉分、刺外廉，是为三痏。"以犊鼻、三里、上廉为刺散脉之处，马莳之疑惑即可冰释。

9. 肉里之脉

关于肉里之脉亦多有争论。如杨上善《太素》云："太阳外，绝骨后，当是少阴为肉里脉也。"即以足少阴经为肉里之脉。但该部位乃足少阳经循行所过，与足少阴无涉，故后世学者多怀疑"少阴"乃"少阳"之误。而王冰则认为"肉里之脉……则阳维之脉气所发也"，即以阳维脉为肉里之脉。

马莳以足少阳胆经为肉里之脉，虽王冰"以肉里为分肉亦可疑"，但考虑到肉里之脉腰痛可见痛则不可以咳，咳则筋缩急的症状，因筋缩急是由胆经所主，正如阳陵泉为"筋会"，又根据《针灸甲乙经·肾小肠受病发腹胀腰痛引背少腹控睾第八》中"腰痛……不可以咳，咳则筋缩急……阳辅主之"的记载，径云其治在足少阳胆经之阳辅穴。

三、脉诊观

中医脉诊学，从最初的经络检查，到《内经》分候经络而形成的三部九候法，再到《难经》提出"独诊寸口法"，直至王叔和规定脉名及其脉诊部位，对寸、关、尺分布及其分主脏腑，将脉象进一步与病证联系结合，使脉诊实际易从，得到最大程度的普及和推广，最终成为中医学的重要研究内容。但后世的许多学者也清楚地认识到，这种"执简驭繁"的寸口脉诊法，一方面令许多有用的症状信息被医者所忽略，另一方面也促使脉诊的发展方向由定位向定性转化，大量的脉书均着眼于"某脉必见某病""某病必现某脉"，这种取脉仅以寸口以及脉证的机械对应，不利于中医诊法的多元化发展。

马莳在注释《内经》的过程中，认识到古法脉诊非仅以两手寸口作为脉诊的唯一部位。其云："古人诊脉不止于手，而凡头面手足之动脉无不诊之"，提示古今脉法存在着差别。因此，当他注解阐发《内经》有关脉诊方法的条文时，即着意于刻画其中丰富的古法脉诊学思想，包括脉诊时间、脉诊部位、脉象常变与诊断意义。

（一）重视阴阳五行，借此分析脉象

马莳善于利用阴阳五行理论分析和归纳脉象，从而说明其诊治意义。

1. 阴阳脉分析法

马莳强调："脉体分阴阳，亦诊脉者所当知也。"即诊脉者需首先根据脉象来去之势、动静之态、迟速之貌以区别阴阳属性，在明确这种属性之后，方能判断疾病的新久、病因病机、症状特点。如马莳云："脉来小弱而又且涩，是皆阴脉来见，乃血气之虚也，谓之久病。脉来滑浮而且又疾，是皆阳脉来见，乃邪气盛也，谓之新病。"按营为阴、卫为阳的判断，涩脉、弱脉、小脉均属阴，出现阴脉是营气不足的表现，故证属血气不足，乃久病的表现，滑脉、浮脉、疾脉均属阳，出现阳脉是卫气奋起抗邪的表现，故证属邪气有余，乃新病之征；又马莳云："寸口之脉沉而且弱，沉为阴盛，弱为阳虚，阴阳相搏，故为寒热往来也。"以寸口脉出现沉脉及弱脉的表现进行分析，沉候始见，举之则无，属阴邪偏盛；弱脉始见，脉来细软，为气血不足，阴阳相互搏结，所以表现出寒热往来的症状。又如《素问·平人气象论》有"尺涩脉滑，谓之多汗"的记载，马莳认为脉涩是阴虚的表现，脉滑是阳盛的征象，根据《素问·阴阳别论》中"阳加于阴谓之汗"的记载，故患者出现多汗的症状反映其阳盛阴虚体质特征。再如，"脉来见滑，是滑为阳脉，风者阳先受之，故当病风。脉来见涩，是涩为阴脉，主阴血不足，故当病痹"，均是以阴阳脉象来分析病因，判断病证。

马莳亦常借助阴阳脉分析法推测疾病预后。一是借疾病所现部位的阴阳属性与脉象的阴阳属性进行对比说理。如其谓："人有阳病，或外感，或内伤，皆当见阳脉。人有阴病，外感则阴病当见阳脉，内伤则阴病当见阴脉也。故脉顺阴阳则病易已。有等脉逆阴阳，则病外感者，阳病见阴脉，阴病见阳脉；内伤者，阳病见阴脉，阴病见阳脉，皆病之难已者也。"所谓阳病，即人体上部或浅表部位以及属手足阳经的脏腑，不论是外感还是内伤，均应表现出属阳的脉象，若是出现属阴的脉象，则病为难愈。反之，若是人体下部或深层部位以及属手足阴经的脏腑出现属阳的脉象，则亦是脉逆阴阳，为预后不良的表现。二是借疾病所现症状的阴阳属性与脉象的阴阳属性对比。如马莳分析诊癫狂证，脉现搏大滑或小坚急所示预后的不同。其云："阳证得阳脉，所以病久自已。若脉小坚急，则得阴脉，故死不治。"癫狂证因其多表现为语言错乱、喧扰打骂、狂躁不宁的症状，故属阳证，脉搏大滑属阳脉，阳脉与阳证同步出现，因而是顺证，预后良好。脉小坚急是阴脉，阳证得阴脉为险逆证，因此预后不良、九死一生。

2. 五行脉分析法

马莳以五行学说指导脉诊临床实践，主要原因有三：

一是基于对"尺之外侧所以候肾，左关之外所以候肝，右关之内所以候脾"等寸口脉诊法脏腑分布定位的认识，以脏腑诊脉部位之五行属性与脉象五行属性对举，可以用于判断疾病预后。如其谓："五行之克我者，为所不胜也，行所不胜者是为逆，逆则死。如木部见金脉，金部见火脉，火部见水脉，水部见土脉，土部见木脉之类。五行之我克者，曰所胜，行所胜者是为从，从则活。如木部见土脉，土部见水脉，水部见火脉，火部见金脉，金部见木脉之类是也。"

二是基于将五色与五脏的对应关系结合到色脉合参诊法之中，强调色脉相生，是平人无病或者病轻的表现，而色脉相克或乘侮，是疾病的征象。如其谓："假如肝之脉弦，肾之脉沉，则肝与肾脉并至，宜乎肝之色苍，肾之色黑，其二色当并见也。今则见其苍，不见其黑，而见其赤，有心血之义参焉者，何也？须知肝脉而见肝色，必曾有恚怒，当病毁伤之疾，然见肾之沉脉，则色虽见赤，而必不见血也。若赤色不为徒见，而已曾见血，或口有所吐，或伤处亦有所出，则肾脉亦必不徒见，而中水、而湿必有之也，正以沉脉属水故耳。否则，色与脉反，宁无诸经之病互见于其中乎？"

三是应用五行生数与成数对病者命绝之时日进行推断。如《素问·阴阳别论》有"三阴俱搏，二十日夜半死。二阴俱搏，十三日夕时死。一阴俱搏，十日死。三阳俱搏且鼓，三日死。三阴三阳俱搏，心腹满，发尽，不得隐曲，五日死。二阳俱搏，其病温，死不治，不过十日死"的记载，大部分医家从阴阳衰旺角度加以解释。如清·黄元御《素问悬解》云："三阴俱搏，二十日夜半死，手足太阴俱搏，脾肺阴旺，脏气四周，死于夜半阴旺之时也。二阴俱搏，十三日夕时死，手足少阴俱搏，水胜火负，脏气不及三周，夕时火衰而死也。"对此问题，唯独马莳的解释独辟蹊径。他认为"三阴"是代指手太阴肺经与足太阴脾经，此二脉出现异常脉象，其人以二十日为死期，是由于脾属土，天五生土，而地以十成之，其成数为十；肺属金，地四生金，而天以九成之，其成数为九，以二经五行之成数之和乃十九，约二十之故。"二阴"是指手少阴心经与足少阴肾经，此二脉出现异常脉象，其人以十三日为死期，是由于心属火，地二生火，而天以七成之，其成数为七，肾属水，天一生水，而地以六成之，其成数为六，七与六之和为十三之故。"一阴"是指手厥阴心包络经与足厥阴肝经，此二脉出现异常脉象，其人以十日为死期，是由于肝属木，天三生木，而地以八成之，心包络为心之宫墙，代心受过，亦属火，地二生火，而天以七成之，以肝之生数与心之成数之和为十，故死于第十日。"三阳"是指手太阳小肠经与足太阳膀胱经。此二脉出现异常脉象，其人以三日为死期，是因为小肠与心相表里，故亦属火，膀胱与肾相表里，故亦属水，天一生水，地二生火，以生数相加为三之故。"三阴"是指手太阴肺经、足太阴脾经，而"三阳"是指手太阳小肠经与足太阳膀胱经。此二脉出现异常脉象，同时伴见心腹膜满、大小便不利等症状，由于土属中央，灌溉四旁，受病之经脉多，病情恶化迅速，而土之生数为五，故以五日为其死期。"二阳"是指手阳明大肠经与足阳明胃经，此二脉出现异常脉象，临床常伴见高热等症状。由于大肠与肺相表里，五行属金，而地四生金，脾胃互为表里，故胃亦属土，而天五生土，四与五之和为九，近似于十日之死期。需要指出的是，马莳的这种解释十分牵强，亦不切合临床实际，切不可拿来生搬硬套。但马莳强调的"各经之脉异于常者"，与各脉象所具有的五行属性，作为一种疾病的征象与预后的推断，还是具有一定诊断意义的。

（二）述脉诊原则，详《内经》脉诊

1. 阐发诊脉的要求

（1）诊脉须以平旦

《素问·脉要精微论》有"诊法常以平旦，阴气未动，阳气未散，饮食未进，经脉未盛，络脉调匀，气血未乱，故乃可诊有过之脉"的记载。马莳认为，此句中"阴气"乃指营气，"阳气"乃指卫气，"经脉"为十二经脉气循行的通路，如手太阴肺经始于中府穴终于少商穴等；"络脉"乃"十五络穴"，如手太阴以列缺为络穴等。其引《灵枢·口问》中"阳气尽，阴气盛，则目瞑；阴气尽，而阳气盛，则寤矣"一句，认为人之寤寐全凭营卫之气盛衰强弱的不同，而在平旦太阳露出地平线之前，正是破晓之时，人将从睡梦中醒来。此时，营气正欲随宗气以运行于经遂，却尚未启动；卫气正欲出睛明穴以运行于阳经，却还未耗散；尚未进食则胃气安静；经脉、络脉之经气尚未运动旁行；人无俗事烦扰，气行血运未及凌乱，正属于经络、气血运行的正常状态，此时进行脉诊，可感受到脉象的浮沉、大小、缓急、迟数的变化，根据其与正常状态的区别，"如事之有过误，故曰有过之脉"。

（2）诊脉须满五十动

马莳强调，诊脉必须达到一定的脉动次数，当合《灵枢·五十营》提出的"五十动"的诊脉标准。之所以提出这个标准，乃其认为："气行交通之中，一周于身者，并五十营而皆知如始时一周之数也。故五十营备者，必无病，而得以尽天地所赋之寿矣。"根据《灵枢·脉度》的记载，人一呼一吸合为一息，脉行六寸，每日共计一万三千五百息，脉行八百一十丈，则"五脏皆受气"。马莳谓："营者，运也。"将一昼夜脉周行五十度，理解成一个诊脉周期至少需以脉动五十次，故"持其脉口之脉，数其来至之数，五十动而不一代者，乃五脏皆受气也"。所谓代脉，马莳认为乃"代则气衰"之义。其动而中止，不能自还，"犹人负重以至中途，而力乏不前，欲求代于人者耳"。出现这样的脉象，说明脏腑气虚，不能维系，一个或多个脏腑之气衰微。如"四十动一代者，是五脏中一脏无气也；三十动一代者，是五脏中二脏无气也；二十动一代者，是五脏中三脏无气也；十动一代者，是五脏中四脏无气也；不满十动一代者，是五脏皆无气也。"马莳强调，脉诊须满"五十动"的意义在于诊脉必须耐心细致，体察入微，不可马虎仓促，草率为之。

（3）平己息

除对脉诊的时候及时长提出一些要求之外，马莳还对诊者提出了一定的要求，即"持脉有道，当虚其心，静其志，保守而无失"。正如《素问·征四失论》有"精神不专，志意不理，外内相失"的反面记载，描述了医者不能虚心静志的危害。医者通过主观感受去体会患者，必须凝神静气，意志专注，才能见微知著，诊察各种细小的变化，方可准确把握疾病信息。另外，正因医者能保持一个平静的心态，故其呼吸节律正常，可以此为尺度衡量病者脉动的迟数。如马莳谓："盖医人一息，则无病之人亦一息，所以知其脉之五动为不病也。当以不病之人调彼有病之人，缘医者自己不病，故因彼病人，乃平自己之息以调候之耳，此所以为诊法也。"

2. 阐发古法脉诊

马莳指出，在《内经》中，脉有专指血脉之意。如《灵枢·决气》云："壅遏营气，令无所避，是谓脉。"马莳释之曰："宗气行于经脉之中，其脉流布诸经，而营气从之以行，无所避匿，夫是之谓脉也。"这种解释非常符合血脉即经脉的本质。在脉学理论初创期，古法脉诊"相脉之道"的基础是经脉诊察。关于这一点，在汉代及汉代以前的文献中，都可找到相关的例证。如《史记·扁鹊仓公列传》描述扁鹊治疗虢太子病，就有血脉检查的记载，曰："若太子病，所谓'尸蹶'者也。夫以阳入阴中，动胃缠缘，中经维络，别下于三焦、膀胱，是以阳脉下遂，阴脉上争，会气闭而不通，阴上而阳内行，下内鼓而不起，上外绝而不为使，上有绝阳之络，下有破阴之纽，破阴绝阳，色脉废乱，故形静如死状。"此文中"下内鼓而不起，上外绝而不为使"，显然不是指脉象的浮沉、大小、缓急、迟数，而是对于血脉经络的分析。与此同时，张家山《脉书》中有"他脉盈，比独虚，则主病……他脉静，比独动，则生病""故气上而不下，则视其有过之脉，当环而灸之"；《史记·扁鹊仓公列传》还有"右口气急""右脉口气至紧小"等句，这些古代脉法中"是动则病"的生动记载，也充分说明了诊查不同部位脉动变化是古代脉诊法的基础。

马莳在其注解《内经》脉法时，既继承了古法脉诊诊查脉动的方法，又结合了主流的寸口脉法思想，阐明诊脉部位及与脏腑的关系，揭示脉动变化与病证的联系，明确各类诊法所得脉象的临床意义。

（1）以诊各经脉动解脏腑经脉遍诊法

所谓脏腑经脉遍诊法，是《内经》脉诊体系中一个重要的内容。马莳认为，脏腑经脉遍诊法的实质是诊取各经脉动之处。通过切按十二经脉各自的动脉处，分别诊察十二经脉和十二脏腑，就可以推测脏腑经脉的病变。如其注解《素问·病能论》中"阳明者常动，巨阳少阳不动"句，云："然所以知此疾者，必诊之三阳经之动脉耳。足阳明经常动者，故凡冲阳、地仓、大迎、下关、人迎、气冲之类，皆有动脉不止，而冲阳为尤甚。彼足太阳膀胱经、足少阳胆经，则不动者也。虽膀胱经有天窗、委中、昆仑，胆经有天容、悬钟、听会，而皆不及胃经之尤动也。今二经不动而至于动之甚速，此其病之怒狂，故诸阳之脉有如此耳。"正常情况下，足太阳膀胱经与足少阳胆经的搏动程度不及足阳明胃经，若是反现"动之甚速"，就是疾病所导致的异常表现。

由于十二经脉的每一条经脉都有脉动表浅、易于诊察的部位，因此切按体会，就可以通过了解局部脉动变化，掌握背后所蕴含的因本经经气运行状态变化所反映的本位脏腑的病变。了解脏腑经脉遍诊法的这一特点，便不难体会马莳注解《素问·大奇论》的过人之处——以经脉循行部位出现的脉动变化，阐释所对应的本经脉象变化，是符合这种诊法实质的。如马莳注"肝脉骛暴，有所惊骇。脉不至，若瘖，不治自已"句，其云："此言肝脉太过者主于惊，而不及者病易已也。《金匮真言论》曰：肝之病发惊骇。故肝脉驰骤暴急，当有所惊骇也。若脉有未至，或口不能言，正以其脉布胁肋，循喉咙，但气滞未通，久之病当自已也。"因惊骇为肝之本病，而其脉现搏动急疾而乱，正是脉证相应之顺证。由于突然受惊，肝失疏泄，气滞不畅，且肝脉布胁肋，循喉咙，故可出现口不能言的征象，待平静后气血和调，肝气疏泄条达，故此病即可不治自愈。又如，马莳认为"五脏皆有疝"，其理论依据便是通过脏腑经脉遍诊法，心、肝、脾、肺、肾脉均有一定的疝证脉动之象。如"肾肝之二部，其脉大急沉者皆为疝也。""心脉搏击于指而且滑且急，是心经有疝也。肺脉搏击于指，而按之则沉，是肺经有疝也。""三阴者，足太阴脾经也，其脉亦急，正以脾经受寒，聚而为疝，故其脉如此。"又肝肾脉小急沉为瘕证，大急沉为疝证，马莳认为"特以急沉之脉有大小之辨耳"，兼之五脏皆有疝，故其直斥王冰注瘕证多为血病、疝证多为气病之误，强调疝瘕二病乃气血相兼为病。

　　脏腑经脉遍诊法的相关临床指导意义，在马莳看来主要包括3个方面：①脉同证亦同。如其谓"心肝肾脉之小急沉者皆为瘕矣"，所谓"瘕"，乃"块似有形而隐见不常"之病，其脉小急不鼓，马莳理解为"急中甚小，又不鼓击于手，则是沉也"，即心肝肾脉出现沉脉即是瘕证之象。《医学入门》《景岳全书》等亦将沉脉作为瘕证的标志性脉象。如《景岳全书》谓："沉脉为阴……为阳郁之候，为寒，为水，为气，为郁，为停饮，为癥瘕……"颇合马莳之义。又如"肾肝并沉为石水，并浮为风水，并虚为死，并小弦欲惊"句，马莳强调："此历举肾肝之脉相同者，其病亦无异也。"以肾脉贯脊中，络膀胱，肝脉入阴内，贯小腹，二脉并沉，是水气凝结，如石之沉，故名石水；肾肝俱浮，是肾主水，肝主风，水蓄冒风，发为肿胀，是为风水；肝肾脉虚，而肾为五脏之根，肝为发生之主，当为死证；肾肝脉小为虚，而弦为肝脉，故谓之欲惊。②脉同证异。如"三阳急为瘕，三阴急为疝。二阴急为痫厥，二阳急为惊"句，马莳强调急脉虽同，而有膀胱与脾之分，心经与胃之别。脉急乃是寒邪侵犯人体的标志，三阳乃是足太阳膀胱经，膀胱经受寒，凝而为瘕；三阴乃是足太阴脾经，脾经受寒，则聚而为疝；二阴乃指手少阴心经，心经受寒，寒与血搏结，故发痫厥之证。二阳指足阳明胃经，马莳引《素问·阳明脉解》中"足阳明之脉病，恶人与火，闻木音则惕然而惊"的记载，认为"胃亦有惊，不特肝心而已"，胃经受寒，寒来侮之，故发为惊惕。③脉异证同。如马莳谓："痫瘕筋挛之证，心肝二经皆能成之，而以其脉之异者验之也。"所谓痫瘕筋挛，乃癫痫抽搐、筋脉拘挛之义。马莳曰："夫疾一也，心肝二经皆有之，一以内热，一以外寒。"其既可因心火暴盛、血液干涸所致，表现在脉象上即心脉满大，又可以肝脏受寒、血脉窘急所因，在脉象上表现为肝脉小急之状。

（2）详三部九候候诊之处

所谓三部九候法，在中医学理论的发展过程中有多种解释。如：张仲景在《伤寒论》中认为，三部乃人迎、寸口与趺阳脉。《难经·十八难》认为，三部九候乃"三部者，寸、关、尺也，九候者，浮、中、沉也"，即将寸口脉分成了寸、关、尺三部，每部又细分为浮、中、沉三候，共成九候。在《内经》的记载中，三部九候法是将分布于人体头部、上肢、下肢的浅表动脉分成三部，每部又分成天、地、人3个具体部位，合称九候。马莳认为，这种诊法乃"合为九脏，应于九野，所以为天地之至数也"，即将人体脏腑、经脉、气血与天体运行规律结合在一起，这种诊法虽带有一定的理想倾向，但体现的是对各部经脉的直接诊候，故强调"与后世之浮、中、沉者不同也"。

马莳注疏三部九候法的功绩，在于对各部候脉诊之处详加注解，使三部九候法的操作部位明确，临床施诊实际可行。现将马莳注文中三部九候诊法各部天地人所诊之处，举例如下：

上部：天者，两额之动脉，脉在额两旁瞳子髎、听会等处，以候头角之气；地者，两颊之动脉，脉在鼻孔下两旁，近于巨髎之分，以候口齿之气；人者，耳前之动脉，脉在耳前陷者中，丝竹空、和髎等处，以候耳目之气。

中部：天者，手太阴肺经，脉在掌后寸口中，是谓经渠，以候肺；地者，手阳明大肠经，脉在手大指、次指歧骨间合谷之分，以候胸中之气；人者，手少阴心经，脉在掌后锐骨之端神门之分，以候心。

下部：天者，足厥阴肝经，脉在毛际外、羊矢下一寸半五里之分，女子取太冲，以候肝；地者，足少阴肾经，脉在足内踝后，跟骨上陷中太溪之分，以候肾；人者，足太阴脾经，脉在鱼腹上越筋间、直五里下箕门之分，以候心。

（3）简化人迎寸口诊脉法

一般认为，人迎寸口诊脉法是《内经》脉学的主要内容之一，其由遍诊法发展而来，是独取寸口法的前身。

①脉诊部位

寸口部名称颇多。如《灵枢·卫气》云"手太阴之本，在寸口之中"，《素问·经脉别论》云"气口成寸，以决死生"等。马莳总结谓："《经脉别论》《灵枢》'五色''四时气'篇皆名之曰气口，《灵枢·终始》名之曰脉口，皆以脉气必会于此也。'六节脏象论'、《灵枢·禁服》名之曰寸口，以此部即太渊穴，去鱼际仅一寸也。"可见，寸口又名气口、脉口，是指两手鱼际后手腕内上侧桡动脉搏动之处，即手太阴肺经太渊穴的位置。人迎见于《灵枢·本输》中"次任脉侧之动脉，足阳明也，名曰人迎"。又《灵枢·寒热病》谓："颈侧之脉动人迎。人迎，足阳明也，在婴筋之前。"历代医家多以此认为，足阳明胃经颈侧喉结旁颈总动脉搏动的部位，即是人迎脉诊之处。如皇甫谧云："人迎……在颈大脉动应手，挟结喉，以候五脏气，足阳明脉气所发。"马莳亦持此观点，如其注《素问·平人气象论》中"颈脉动喘疾咳，曰水"句，云："水气上逆，则颈脉者人迎、大迎等穴也，其脉则动。"明确指出了切诊人迎穴的临床意义。

虽然马莳宗《内经》本旨，注明了人迎与寸口的特定脉诊部位，但在实际应用中，他却将人迎寸口脉法与后世主流的寸口脉法相结合，即左为人迎，右为寸口。考其缘由，这不得不涉及脉学发展史上的一个重大变革。众所周知，脉学史上的一个重大里程碑便是晋·王叔和所著《脉经》的出现，后世更有学者以此为断代点，将中医脉诊学分为古法脉诊与后世脉诊。王叔和整理了晋代以前的若干脉学文献资料，将《内经》《难经》《伤寒杂病论》等经典著作的脉诊专论进行归纳和系统整理，着重论述了独取寸口法的基础理论、基础知识、操作方法及脉名、脉象主病等一系列脉学专论。为使古法的诊脉操作更为简便，许多古法脉诊的诊脉部位被简化于左右寸口之局部，如三部九候法就被简化为寸、关、尺三部有浮、中、沉三候等。人迎寸口诊脉法亦是如此，如《脉经·两手六脉所主五脏六腑阴阳顺逆》中引《脉法赞》云："关前一分，人命之主，左为人迎，右为气口。"一是将气口诊脉部位置于右侧寸口关前，另一则是将人迎脉诊部位由颈侧喉结旁转移至左手寸口关前，与气口相应的位置。这种擅自改动古法脉诊部位的做法，遭到一些医家的反对。如张景岳谓："人迎本足阳明之经脉，在结喉两傍；气口乃手太阴之经脉，在两手寸口……自王叔和误以左手为人迎，右手为气口，且云左以候表，右以候里，岂左无里而右无表乎？讹传至今，其误甚矣。"但由于这种脉诊法弃繁从简，简单易行，还是得到了大多数医家的认同。如孙思邈、李时珍、李中梓等均将这种方法载录于其著作中，逐渐替代了《内经》本义。因此，马莳在指出人迎寸口法诊脉部位时，亦宗《脉经》之说，多次强调"右手寸部曰脉口，左手寸部曰人迎"。

②候诊方法及主病

马莳人迎寸口脉诊法的一般原则，正如《灵枢·四时气》所云："气口候阴，人迎候阳。"但对于其所候诊的对象，即"阴阳"的内涵，马莳有不同的解释。一方面，其认为寸口所候之阴阳，是指人体之胸阴背阳。如其云："左之寸口，即人迎也，名曰前，前之所候，皆胸之前膺及膻中之事。右之寸口，即气口也，名曰后，后之所候，皆胸之后背及气管之事。"另一方面，他亦强调此处阴阳当指脏阴腑阳。如其谓："胃、胆、小肠、大肠、三焦、膀胱之脉，见于左手寸部曰人迎；肝、心、脾、肺、肾之脉，见于右手寸部曰气口。"从其对《内经》有关条文的注解来看，则是以后者为主。

马莳认为，人迎寸口诊脉法的候诊方法，有定性与定量的不同。所谓定性，即通过医者指下感受到人迎或寸口的脉动情况，判断疾病的病因、病位及预后。如马莳认为人迎、寸口其均可能出现"盛且坚"的脉象，但因所诊部位的不同，有内伤与外感的区别。其云："何以知人迎之为外感也？惟其脉之盛而且坚，是必伤于寒者所致耳。何以知脉口之为内伤也？惟其脉亦盛而且坚，是必伤于食者所致耳。"可见，马莳是以食滞内伤与寒邪外袭来阐释此处"阴阳"的内涵，显然是脏阴腑阳认识的外延。同时，马莳还根据诊得人迎寸口脉象的变化情况，判断病情的预后。其云："持其右手寸部之气口、左手寸部之人迎以视之，其脉且坚且盛且滑者，在气口为内伤日进，在人迎为外感日进也。其脉不坚不盛不滑而软者，在气口为内伤将退，在人迎为外感将退也。纵或诸经尚实，然气口、人迎已软，其病至三日而可已耳。"与之相似的情况，还有寸口现滑小紧沉的脉象，主病在内；人迎出现浮大紧脉，主病在外等。

所谓定量，是借助对人迎、寸口脉的大小盛衰作定量的分析对比，进一步判断病变所在脏腑经络及其虚实盛衰。该方法是以医生切诊患者时，其主观感受人迎与寸口脉波动幅度相差的倍数加以推断。马莳推崇《素问·六节脏象论》中人迎一盛病在少阳、二盛太阳、三盛阳明，寸口一盛病在厥阴、二盛少阴、三盛太阴的论述，认为各经皆有盛衰，以人迎寸口脉动对比判断各经是否得病，是行之有效的方法，但《内经》着意于描述实证，关于虚证的定量鉴别不明确。以三阳经举例，《灵枢·经脉》云："（手足少阳经脉之病）盛者，人迎大一倍于寸口；虚者，人迎反小于寸口也。""（手足太阳经脉之病）盛者，人迎大再倍于寸口；虚者，人迎反小于寸口。""（手足阳明经脉之病）盛者，人迎大三倍于寸口；虚者，人迎反小于寸口。"其对于三阳经虚证脉诊特征的描述均用"人迎反小于寸口"一语加以概括，这显然不甚严谨，因此马莳在注解此段文字时，根据实证两脉大小所差倍数进行反推，强调若以同样的倍数出现"反小"的现象，便是虚证。现列举如下：

寸口较人迎之脉三倍而躁，则肺经为实。……寸口较人迎之脉三倍而小，则肺经为虚。人迎较寸口之脉三倍而躁，则大肠经为实。……人迎较寸口之脉三倍而小，则大肠经为虚。人迎较寸口之脉大者三倍，则胃经为实。……人迎较寸口之脉小者三倍，则胃经为虚。寸口较人迎之脉大者三倍，则脾经为实。……寸口较人迎之脉小者三倍，则脾经为虚。

寸口较人迎之脉大者二倍而躁，则心经为实。……寸口较人迎之脉小者二倍而不躁，则心经为虚。人迎较寸口之脉大者二倍而躁，则小肠经为实。……人迎较寸口之脉小者二倍而不躁，则小肠经为虚。人迎较寸口之脉大者二倍，则膀胱经为实。……人迎较寸口之脉小者二倍，则膀胱经为虚。寸口较人迎之脉大者二倍，则肾经为实。……寸口较人迎之脉小者二倍，则肾经为虚。

寸口较人迎之脉大者一倍而躁，则心包络为实。……寸口较人迎之脉小者一倍而不躁，则心包络为虚。人迎较寸口之脉大者一倍而躁，则三焦经为实。……人迎较寸口之脉小者一倍而不躁，则三焦经为虚。人迎较寸口之脉大者一倍，则胆经为实。……人迎较寸口之脉小者一倍，则胆经为虚。寸口较人迎之脉大者一倍，则肝经为实。……寸口较人迎之脉小者一倍，则肝经为虚。

③提出关格为脉体而非病名说

马莳关于《内经》人迎寸口诊脉法理论的贡献，还在于其提出《内经》所载"关格"为脉体而非病名说，以之与张仲景、李东垣等"关格"病证相区别，丰富了古法脉诊中关格的脉名内涵。

关格之名，始见于《内经》，后张仲景在《伤寒论》中正式作为病名提出。《伤寒论·辨脉法》云："寸口脉浮而大，浮为虚，大为实，在尺为关，在寸为格，关则不得小便，格则吐逆。趺阳脉伏而涩，伏则吐逆，水谷不化，涩则食不得入，名曰关格。"李东垣的弟子王好古，在编撰《此事难知》时，亦将李东垣以关格为小便不通与呕吐并见的学术思想载于书中。其曰："阳极，自天而降，是行阴道，乃西方之气，膏粱之物，下泄是也。极则阴道不行，反闭于下，故不得小便，是天之气不得下通也。逆而上行，反行阳道，故血脉凝滞而不通，则人迎之脉大四倍于气口。此浊气反行清道也。故曰关。"又曰："阴极，自地而升，是行阳道，乃东方之气。金石之变，上壅是也。极则阳道不行，反闭于上，故令人吐逆，是地之气不能上行也。逆而下降，反行阴道，故气填塞而不入，则气口之脉大四倍于人迎，此清气反行浊道也，故曰格。"

马莳指出张仲景、李东垣以关格为病证，其谬误之处有二：一是从症状上讲，朱丹溪以格证表现为吐逆，关证表现为小便不利，其实质同于《内经》中的膈证与癃闭证，从概念的精确性考虑，一证二名不可取。二是从脉象上讲，李东垣所谓"人迎之脉大四倍于气口，此浊气反行清道也。故曰关"，而"气口之脉大四倍于人迎，此清气反行浊道也，故曰格"，与《内经》所载不同。如《灵枢·终始》云："人迎四盛，且大且数，名曰溢阳，溢阳为外格……脉口四盛，且大且数者，名曰溢阴，溢阴为内关。"马莳认为这种阴阳倒置的表述，说明李东垣受到《难经》理论的影响。《难经·三十七难》云："阴气太盛，则阳气不得相营也，故曰格；阳气太盛，则阴气不得相营也，故曰关。"关于此句，历代注家大多持否定意见。如徐大椿《难经经释》中对此句按语曰："此篇自首至此，皆《灵枢·脉度》原文，而止易数字，既无发明，又将关格二字阴阳倒置，开千古之疑案，不知传写之误，抑真越人之擅易经文也。"从上文可以看出，一方面，人迎四倍大于寸口应当为外格，寸口四倍大于人迎应当为内关，恰与李东垣所论相反；另一方面，该篇下还有"人迎与太阴脉口俱盛四倍以上，命曰关格，关格者与之短期"句，强调关格乃人迎寸口同时出现隆盛的状态，是阴阳离决的危象，患者命不久矣，其预后的不良绝非小溲不利、食则吐逆之病情可比的。后世《丹溪纂要》则以关格为病名，又曰"脉两寸俱盛四倍已上"，马莳认为乃"其病名之误同于仲景，而脉以四倍以上之说，则又欲正东垣之误，而不得《内经》诸篇之精绪也"。

据于上，马莳强调："秦张王李朱诸贤，后世业医者所宗，尚与《内经》渺然如此，况能使后世下工复知关格为脉体而非病名也哉？又焉能决关格脉之死生，治关格脉之病证及治膈证、闭癃证而无缪也哉？噫！夭人多矣。"

（4）细述独取寸口诊脉法

①阐发独取寸口的理由

首先，马莳强调了独取寸口法所切按的部位太渊穴为手太阴肺经之输穴，其曰："输者，注此而输运之也。"在十二正经中，各经均有"井""荥""输""经""合"等几种腧穴，为各经经气所出、所注、所运、所过、所会之处。其中，荥穴与输穴是经气逐渐充盈，达到最为旺盛显著的部位，马莳认为"荥输之穴，气脉尚在于外"，说明该处脉动明显。反观《内经》所载十二经遍诊法中有明确记载的诊察部位，其中相当一部分属于输穴的范畴，如肾经的太溪穴、心经的神门穴等。因此，以输穴脉动易于诊候，可以简单地发现经脉大小浮沉的变化。

其次，认为之所以独取寸口，与寸口脉所在的手太阴肺经是宗气始发的脏腑关系密切。其云："膻中为府，其精气（此处以小字注明为宗气）最为神明，而司呼吸，行经隧，始行于手太阴肺经，通于心、肝、脾、肾之四脏，而四脏之精皆其所留。是气也，平如权衡，惟其始于手太阴肺经而行之，故气口者，即手太阴经之太渊穴也，与鱼际相去一寸，又成寸口之名，真可以诊吉凶而决死生也。"《素问·五脏生成论》有"诸气者，皆属于肺"的记载，《素问·灵兰秘典论》有"肺者相傅之官，治节出焉"的论述，《素问·经脉别论》有"经气归于肺，肺朝百脉"的条文，后人据此总结出肺具有主气、主治节、朝百脉的功能。马莳强调人体通过肺的呼吸功能使从自然界摄取清气与脾胃化生的水谷精微相合，其所形成的宗气聚于膻中，始出于手太阴肺经，又受到百脉的朝会，从而通于其他四脏。正是由于宗气令"四脏之精皆其所留"，故全身的形体、经络、脏腑都直接或间接与肺相联系，所以各脏腑之气的盛衰、经络之气的强弱，均可通过肺经得以体现，而体现的部位则是该经脉动最为显著的太渊穴处。

最后，认为脾胃运化的水谷之气是他脏经气变化见于寸口的动力来源。《灵枢·经脉》云："肺手太阴之脉，起于中焦，下络大肠，还循胃口，上膈属肺。"马莳注曰："言由谷气入胃，其精微之气，起于中焦，下络大肠，以肺与大肠相为表里也。转巡胃之上口，属之于肺。"马莳继承了《内经》关于肺胃经脉循行相关的理论，并且更加深入地提出脾胃运化的水谷精微，必先上输于肺，然后进一步通过肺朝百脉散布全身，他脏方可因后天水谷之气的补充，其经气从而在气口部位得以体现。马莳云："脉必始于手太阴肺经，而后行之于诸经，又必有胃气，而后五脏之气始会于手太阴肺经，故五脏各以其所属之时，而借胃气以至于手太阴肺经也。"在这里，马莳再次强调了诊脉首重胃气的观点。其谓："邪气胜者，正气必衰，安得有胃气以至于手太阴？但见各脏之真脏脉独见耳。此其病气胜于脏气，所以至于死也。"指出若为邪气所困，胃气不足以令脏气至于寸口，从而令脉来和缓不足，若是胃气衰败不敌病气，则令脉来刚硬劲急，全无和缓之意，其预后不良，多至于死。

②阐明寸口分诊脏腑的依据

后世独取寸口法，分寸、关、尺三部理论，首见于《难经》，但在《内经》中已有关于尺寸的记载了。如《素问·五运行大论》有"天地之变，无以脉诊……尺寸反者死"的论述。从该篇内容来看，其描述的是五运六气司天、在泉、左右间、南北政等内容，但将天地之气的常和变与脉诊结合分析，亦是古人"天人相应"观点的体现，也是以脉测病的重要依据。故王冰注云："反，谓之岁当阴在寸而脉见于尺，岁当阳在尺而脉见于寸，尺寸俱乃谓反也。"马莳更是在此基础上强调："天地之气及胜复之作，统贯六位，难以诊候，惟间气偏治一位，故可随其所在，期之于尺寸左右也。"即认为左右尺寸是脉诊的重要部位。又如《灵枢·终始》就有"少气者，脉口、人迎俱少，而不称尺寸也"的记载，该处尺与寸对举，说明气虚病人其脉短绌，不能盈盛于尺寸二部。此正如马莳注曰："其正气衰少，故脉口少气，而尺亦然，乃阴经不足也。人迎少气，而寸亦然，乃阳经不足也。"虽以人迎寸口诊脉法为说理对象，但尺寸在此就应当被理解为尺部与寸部。由此可见，马莳认为尺寸分部始见于《内经》，是十分正确的。

　　在明确了尺寸的定位分部后，以其中点命名为关部，就变得顺理成章，只是在《内经》中没有表述不同罢了。如《素问·脉要精微论》云："尺内两旁，则季胁也，尺外以候肾，尺里以候腹中。附上，左外以候肝，内以候鬲；右外以候胃，内以候脾。上附上，右外以候肺，内以候胸中；左外以候心，内以候膻中。前以候前，后以候后。上竟上者，胸喉中事也；下竟下者，少腹、腰、股、膝、胫、足中事也。"一般学者认为，这是《内经》中有关尺肤诊法的内容，而马莳认为此句就是以寸口脉分属脏腑的理论依据，所谓"附上""上附上""尺内"，即是后世独取寸口脉法中的寸、关、尺三部。其云："尺内者，左右尺部也。……尺之外侧所以候肾，尺之内侧所以候腹中。……附而上之，乃关脉也。左关之外所以候肝，左关之内所以候鬲；右关之外所以候胃，右关之内所以候脾。又附而上之，即寸部也。右寸之外所以候肺，右寸之内所以候胸中；左寸之外所以候心，左寸之内所以候膻中。"该说法已与后世脉法左右寸关尺的脏腑定位大致相近了。

（三）阐发《内经》脉象之常与变

　　知常达变，是《内经》中医理论体系中，通过生命之"常"把握生命之"变"，是探索生命活动的积极的认知方法。"常"指常态性生理表现，"变"即变动、变化。《内经》对于二者之间的逻辑关系的判断是"非常则变"，在常与变的对立中，体现不病与病的差异。马莳在注证《灵枢》《素问》的过程中，虽于多数条文脉象的记载鲜于医理的发挥，随文敷衍，但是其注重人体脉象之常与变的整次归纳，从而令《内经》四时脉、五脏脉、六经脉、运气脉等《内经》脉诊学说和方法，对临床诊疗的指导意义得以进一步明确。

1. 四时脉

　　《素问·脉要精微论》云："四变之动，脉与之上下。以春应中规，夏应中矩，秋应中衡，冬应中权。"根据人与天地相应的原则，脉在一年四季之中，随着四时阴阳之气的消长转化，也会出现浮沉及形象之变。因此，马莳强调："吾人之脉不外乎四时，而四时不外乎五行，五行不外乎阴阳，阴阳不外乎天运而已。彼万物之外，即六合之内也，皆由于天地之变，阴阳之应……而吾人之脉特随之而上下耳。上下者，浮沉也。"冬至之后的四十五日，包含了节气中的小寒、大寒以及立春，天地阴阳之气的升降特点是"阳气渐上，阴气渐下"，正是由于阳气日渐升发，至于夏季方为隆盛，春暖夏暑的气候特征令脉亦相应出现如规、如矩的变化。所谓"规"乃"所以为员之器也"。春季一阳之气初升，其气徐缓而和，脉微有上浮之象，现于肌肉之间，应于指下则轻虚而滑，圆活而动，如规能令圆，因此有"春应中规"的特征。又春应五行之木，主万物升发，在脏合于肝，故其气来端直以长，又带柔和之象，其脉当耎弱轻虚而滑，端直以长，状似弓弦。所谓"矩"乃"所以为方之器也"。夏季阳热气盛，泛泛乎万物有余，又夏应五行之火，在脏合于心，故其势盛壮，其脉盛长，洪大有力，现于皮下，方正而盛，来盛去衰，如矩能令方，故曰"夏应中矩"，其脉当举指来盛，而去势则似衰。夏至之后的四十五日，包含了节气中的小暑、大暑以及立秋，天地之气则"阴气渐上，阳气渐下"，秋季阴始盛，阳始衰，其气肃杀，万物始收，蛰虫将去，又秋应五行之金，在脏合于肺，其脉见于皮肤肌肉之间，由动数转为平静，如衡之平，故曰"秋应中衡"。其脉当轻虚以浮，来虽似急，而去则即散。冬季阴气最盛，阳气大衰，其气收藏，蛰虫已去，又冬应五行之水，在脏合于肾，水主润下，其脉见于筋骨深处，如石投水中，必极于底，如权之沉，故曰"冬应中权"。其脉当沉重带搏，如将之守营，内敛而不外出。此外，古人以五行配四季，缺一季与五行相合，所以创设长夏属土，主四季各末十八日，如马莳谓："按历法，辰戌丑未四季之月，每立春、立夏、立秋、立冬之前，各土旺用事十八日，一岁共计七十二日。"关于长夏时节之脉，即以其应脾居中属土，天地阴阳之气上下交通，故其脉往来和缓流利。《素问·阴阳别论》云"阴阳相过曰溜"，马莳认为此"溜"字即体现出脾脉的特点，因阴阳二脉相过，无能胜负，正平和之脉，如水之缓流，故名之曰"溜"。

在马莳看来，脉与四时相应的意义，首先在于医者可根据四时脉象之常以判断非时之脉与太过不及之变。正如其谓："阴阳有时，与脉之上下有期，期有不同，知脉有四时之分，分之有期，知脉有死生之时。"一般来说，春夏脉小，秋冬脉大，或春现秋脉，夏现冬脉，秋现夏脉，冬现长夏脉，均为脉非时所现，失天地阴阳之常。如《素问·宣明五气》有"五邪"之称，其实质就是脉非时而现，马莳注以五行生克符合四时脉象的本质特征。其云："春得秋脉，金克木也。夏得冬脉，水克火也。长夏得春脉，木克土也。秋得夏脉，火克金也。冬得长夏脉，土克水也。是谓五邪皆同，名曰死不治耳。"此外，脉虽有应时而至，但亦有脉来太过或脉来不及，太过者多邪盛，不及者多正虚，亦均属于病脉范畴。以春脉举例，春时常脉当表现出耎弱轻虚而滑，端直以长的特征，若是"脉气之来实强"，脉来弦实有力，是太过的脉象，春主木，与肝相应，肝脉自足上贯膈，布胁肋，循喉咙之后上入颃颡，出额，与督脉会于颠顶部，当肝气疏泄太过，人易表现出善怒、眩冒、头部沉重等症状。马莳认为此"由在上邪气盛，故为太过之疾有如是也。正以上盛者邪必盛，故曰病在外。"若是"其气来不实而微"，出现弦而弱的脉象，则是不及的脉象，多由肝气内虚，疏泄无权，气机不畅所致。如马莳注曰："盖肝自大敦上行章门、期门，故胸内作痛而引及于背，下则两胁胠中亦皆胀满，由在内正气虚，故为不及之疾有如是也。"

2. 五脏脉

《内经》关于五脏脉的记载，散见于"宣明五气""平人气象论""玉机真脏论""脉要精微论"等各篇之中，其侧重点不一，表述亦不统一。具体见下表：

表1　五脏脉

	《素问·宣明五气》	《素问·平人气象论》	《素问·玉机真脏论》
肝脉之常	弦	耎弱招招，如揭长竿末梢	耎弱轻虚而滑，端直以长
心脉之常	钩	累累如连珠，如循琅玕	来盛去衰
脾脉之常	代	和柔相离，如鸡践地	善者不可得见
肺脉之常	毛	厌厌聂聂，如落榆荚	轻虚以浮，来急去散
肾脉之常	石	喘喘累累如钩，按之而坚	沉以搏

　　马莳承袭《内经》的观点，将五脏常脉的特点总结为"五脏皆以胃气为本"，所谓有胃气，即指下有和缓流利的感受。其引《灵枢·终始》中"邪气来也紧而疾，谷气来也徐而和"句，强调各脏常脉如微弦、微钩、微毛、微石等，皆以微弱平和为特征，即所谓"微者和也"。如春脉当"春胃微弦曰平"，所谓招招，是迢迢之意，"盖招招者，迢迢也，迢迢然长竿末梢"，是以按长竿末梢作为喻，强调按之则似弦而甚和缓的状态。春季是万物生发之时，万物始生，脉亦初发，这种耎弱轻虚而滑，端直以长的脉象，正是微弦不病之肺平脉。夏脉当"夏胃微钩曰平"，其脉当充满盛大，来势如连珠串串，按之时指下当如循琅玕，所谓琅玕，乃指似珠玉的美石。夏时属火，万物盛长，心亦属火，故脉盛长，即此脉当来盛去衰，有钩而和缓之义。秋脉当"秋胃微毛曰平"，所谓厌厌聂聂，马莳认为是脉动恬静状态的形象比喻，"榆荚非甚粗大，而如落榆荚则有轻虚以浮之意"。秋时属金，万物收藏，肺亦属金，故脉收藏，而成轻虚以浮，来虽似急，而去则即散之平脉。冬脉当"冬胃微石曰平"，肾脉之常恰如石沉水中，具有静而不动的状态，正合冬令属水，万物闭藏，肾亦属水，脉当现沉濡而缓的征

象。长夏当"胃微耎弱曰平"，此处虽云胃脉，但包含了脾脉的范畴，其云："盖鸡之践地，至和而柔"。脾（胃）脉之常当如鸡从容不迫前行，指下平和柔软的状态，正以长夏以脾胃之气为本之故。正是基于五脏脉以有胃气为常的认识观，马莳强调脉少胃气甚至胃气全无，就是本脏有病甚至死亡的征象。如脉至弦而有力，如循长竿，弦多而胃气少为肝病；脉动而数，其中微曲，钩多而胃气少为心病；弱多而胃气少，或脉至如鸡举足，强劲而数疾则为脾病；脉至如循鸡羽，中央坚两旁虚，毛多而胃气少为肺病；脉至沉石坚硬，石多而胃气少为肾病。若是只有弦脉、钩脉、弱脉、毛脉、石脉而全无胃气，则谓之死耳。

　　马莳总结脏脉主病的另一个特点，是较常脉有刚柔的不同。所谓"刚"乃脏脉坚长太过的表现，所谓"柔"乃脉出现软散不及的趋向。其诊断意义在于：①心脉见刚，是心经邪盛的表现，火旺灼伤津液，可表现为舌卷短缩，不能言语；心脉见柔，则是疾病向愈的表现，"当完一周日之时而病自已矣"。②肺脉见刚，为肺经火盛的表现，热邪灼伤肺络而为唾血；肺脉见柔，则是唾血向愈的表现，因多汗伤津，医者当于此时汗出之际，以冷水灌洗患者体表，使之不可发汗。③肝脉见刚，其色又不青，故知其病非由内生，乃因坠落跌仆或搏击外伤，瘀血积于胁下所致，肺气的正常运行受瘀血所阻，故出现喘逆不止的症状；肝脉见柔，其色应无光泽，今反现光泽，是由于渴而暴饮，脾不能及时运化输布，水湿泛溢肌肤而作溢饮病。④脾胃脉见刚，是脾胃之气极虚的表现，皮色或赤或黄，出现髀痛如折或肺气不足的症状；脾胃脉见柔，则脾胃不能运化水谷精微，或食入则痛，久积而为食痹，或气虚湿盛，足胻浮肿。⑤肾脉见刚，而色见黄赤，肾色为黑，今见黄赤，是肾病而心脾乘凌之故，腰为肾之府，所以腰痛如折；肾脉见柔，脉来耎散是肾虚的表现，肾受五脏六腑之精以藏之，主水以生津液，现肾虚气化不行，五脏之精不藏，故血少津亏，难以遽复。

此外，马莳认为多处脏脉兼见同种脉象，其主病具有特异性。如"肝、肾、肺经之满者，其脉必实，其证必肿也。""心、肝、肾脉之小急沉者皆为瘕也……脉本急矣，而其急中甚小，又不鼓击于手，则是沉也，必有积瘕在中，故脉不和缓空虚耳。今三部之脉如此，皆可以即其本部而决其为瘕也。""肾肝脉并浮者，肾主水，肝主风，二部皆见浮脉，是畜水冒风，发为肿胀，名曰风水。"

3. 六经脉

所谓六经，即太阳、阳明、少阳、太阴、少阴、厥阴经，六经诊脉部位在马莳看来均在寸口部。如其谓："六经之脉皆会于寸口，而可以决死生也。"在六经脉常脉中，太阳脉以浮脉为主，因太阳为三阳，阳气最盛，又主于表，能从外开达，所以脉最浮。其云："盖太阳为三阳，阳行于表，故脉宜象三阳而浮也。"少阳为一阳，因阳气始生尚为微弱，又少阳为表里出入的门户，枢机得转，阳气之行往来流利，故少阳经脉象滑而不实，其云："少阳为阳之里、阴之表，所谓半表半里者是也，其脏为阳之初生，故脉体滑而不实。"而阳明居太阳、少阳之间，因此其脉动程度亦处二者之间。其云："阳明虽为太阳之里，而实为少阳之表，比之滑而不实者，则大而浮矣，仿佛乎太阳之浮也。"太阴脉则脉象虽伏，然太阴主开，其气外达以养诸经，故其脉动中有鼓动有力而击手的现象，不全为沉伏之状；少阴脉为二阴，在脏属肾，应冬藏之气，故少阴脉动虽时有搏动应手的现象，但总以沉而不浮为主。此外，《素问·经脉别论》于厥阴经之脉动隐而不发，马莳认为这里有脱简的现象，他根据上文太阴、少阴经脉动逐渐内沉不浮的趋势，强调厥阴经脉动亦当"为沉之甚，又非二阴比矣"。

在明确了六经常脉脉象的基础上，六经脉亦有浮弦不沉、沉弦、急悬太甚、伏、浮而不鼓、钩而兼滑等病脉征象。如太阳经阳气最盛，其脉当浮，兼洪大以长，若是出现弦浮而不沉之象，即是病脉。若需推究病因与预后，则当"决以四时高下之度，察以心神推悟之机，合于'阴阳'篇中之论"，结合阴阳之盛衰加以探讨，方可辨其吉凶。阳明经从阖主内，其病多热，脉当浮大而短，若是出现弦而沉的脉象，"是阴气胜也"，阳气不足，阴寒内盛，阴气乘及阳土，甚至格阳于外，病势大多较为危重，故马莳谓"此皆死脉死证也"。少阳经为一阳初生，其阳气尚弱，脉当滑而不实，若是出现"急悬太甚而不绝"，是少阳经经气不足而有病的征象。所谓"悬"，马莳认为乃"如悬物之摇动也"，脉劲急而指下感觉动摇不止，现于寸口少阳脉诊部位，是阳部见阳脉，其病尚有可治之机；若是出现沉而不弦，或全无胃气，阴脉专现，则死不可治。太阴经主渗灌诸经，又得百脉来朝，为手足六经之所主，其脉当浮涩；若是出现脉伏沉，鼓动而不轻浮的脉象为太阴经之病脉，是肺肾两虚，上部虚怯的病证。厥阴为一阴，脉当弦弱而长，若厥阴受病，脉现鼓钩而兼滑，则其人阳气尚在，仍有可治之机；若是脉气浮现于外，独至而盛，无鼓钩且滑之感，则说明厥阴经气已绝，其病危重。马莳还强调，辨六经病脉当先知主客脉之分，所谓主，即"先至者为主"，所谓客，即"后至者为客"。阳脉先至，阴脉后至，则阳为主而阴为客；阴脉先至，阳脉后至，则阴为主而阳为客。

此外，对于《素问·阴阳类论》中太阴病脉"伏鼓不浮，上空志心"，历代注家认识不尽相同。有以心肾不足者，如张志聪谓："谓不及于心肾也……从水火而化生五行，是六气乃心肾之所主。"有认为脾肺之志及心神为阴所伤，上焦空虚者，如张景岳谓："肺主轻浮，脾主和缓，其本脉也；今见伏鼓不浮，则阴盛阳衰矣，当病上焦空虚，而脾肺之志以及心神，为阴所伤，皆致不足，故曰上空志心。"有认为心气虚弱者，如王冰注曰："脉伏鼓击而不上浮者，是心气不足，故上控引于心而为病也。"马莳对此句之注，显然受到了杨上善《太素》注文的影响。杨氏曰："肺脉浮涩，此为平也。今见伏鼓，是肾脉也。足少阴脉贯脊属肾，上入肺中，从肺出络心，肺气下入肾志，上入心神也。"肺气作为心肾相交的中介，肺虚则肾亦虚，因此出现伏鼓不浮的肾脉。马莳在此基础上加以发挥，认为肾在神为志，肺虚不足致肾亦虚损，其志亦无所倚靠，空虚于上，故曰"上空"。而志虽为肾之神，但其本源于心，故"志心"即为"心之所之之谓"。"伏鼓不浮"虽为太阴病脉，但其病机当以"肾脉干肺"为主，更强调的是肾虚不足对于神志的影响。马莳的这个观点，对于后世吴崑"志上控心"观点的形成具有重要的启发作用。吴崑以"控"为"空"，云："志，谓肾气也……脾绝则肾无所畏，气上凌心，控引心痛。肾主志，故曰志上控心。"更着意于强调肾气上凌是造成心脉经气不畅作痛的主因。

4. 运气脉

根据中医学"天人相应"的观点，人体根据所处的不同季节，其脉象可出现相应的变化。如《素问·脉要精微论》曰："天地之变，阴阳之应……四变之动，脉与之上下，以春应中规，夏应中矩，秋应中衡，冬应中权。……春日浮，如鱼之游在波。夏日在肤，泛泛乎万物有余。秋日下肤，蛰虫将去。冬日在骨，蛰虫周密，君子居室。"但这并不等同于诊察脉象即可探求自然气候的变化，众所周知，脉象可因人之情志、饮食、劳倦、疾病等多种因素，从而出现浮沉、大小、缓急、迟数各自不同的变化，四季更迭只是引起脉象转变的原因之一，而非唯一因素。因此，马莳指出："天地之气及胜复之作，统贯六位，难以诊候。"

但若是以"天人一体"指导临床脉诊，五运六气学说却具有得天独厚的先天优势，即脉不合于天地之气，即是逆变的表现，可断人之生死，病之逆顺。马莳的这种判断，主要是基于《素问·五运行大论》中"先立其年，以知其气，左右应见，然后乃可以言死生之顺逆"的观点。其云："惟间气偏治一位，故可随其所在，期之于尺寸之左右也。"这里所谓的间气，即是在确立某年司天在泉之气后，所进一步明确的"左间""右间"之气。

马莳强调："五运以甲己土运为尊，六气以少阴君火为尊。故以甲己土运为南政，乃南面而行令，其余四运为北政，以臣事之，则面北而受令者也。又以少阴为君主，凡脉之司天在泉而尺寸不应者，皆以少阴而论之，其脉主于沉也，是以期之之法，阳之所在其脉应，阴之所在其脉不应。"即除甲己年人气面南以外，其余年份均是人气面北，由于人气朝向的不同，尺寸之所居也有南北的区别，再以三阴脉沉、三阳脉不沉为常，从而确立出脉合五运六气之常与变。

所谓脉合五运六气，马莳认为应分为如下几种情况：第一大类是"北政之岁"，即人气面北，此时寸在北而尺在南，而"北政皆以在泉行运"，故"地左间之气在右寸，右间之气在左寸；天左间之气在左尺，右间之气在右尺"。其中又分为以下几种常态：①少阴在泉，其左间为太阴，右间为厥阴，俱为阴脉，因"阴之所在其脉不应"，故左右寸脉俱沉而不应，正如《素问·至真要大论》云："北政之岁，少阴在泉，则寸口不应。"②厥阴在泉，则左间少阴，右间太阳，左间阴脉，右间阳脉，故右寸脉沉而不应，如《素问·至真要大论》云："厥阴在泉，则右不应。"③太阴在泉，则左间少阳，右间少阴，左间阳脉，右间阴脉，当左寸沉而不应，如《素问·至真要大论》云："太阴在泉，则左不应。"④少阴司天，则左间太阴，右间厥阴，俱为阴脉，故左右尺脉均沉而不应。⑤厥阴司天，其左间少阴，右间太阳，左间阴脉，右间阳脉，故左尺当沉而不应。⑥太阴司天，其左间少阳，右间少阴，左间阳脉，右间阴脉，故右尺当沉而不应。另外一种情况是"南政之岁"。因人气面南，故寸南尺北，恰与"北政之岁"之寸北尺南相反。"天左间之气在右寸，右间之气在左寸；地左间之气在左尺，右间之气在右尺。"其具体亦可分成如下几种情况：①少阴司天，则左间太阴，右间厥阴，俱为阴脉，故左右手寸口脉皆当沉。②厥阴司天，则左间少阴，右间太阳，左间阴脉，右间阳脉，故当左寸脉沉。③太阴司天，则左间少阳，右间少阴，左间阳脉，右间阴脉，故当右寸脉沉。④少阴在泉，则左间太阴，右间厥阴，俱为阴脉，故左右手尺脉俱应沉。⑤厥阴在泉，则左间少阴，右间太阳，左间阴脉，右间阳脉，故当左尺脉沉。⑥太阴在泉，则左间少阳，右间少阴，左间阳脉，右间阴脉，故当右尺脉沉。以上皆马莳所谓"从其气则和者，阴阳各当尺寸本位也"。

但若脉证与司天在泉之气不相应，出现"迭移其位""失守其位""阴阳交""尺寸反"的情况时，则属脉象反常为病之征象。所谓"迭移其位"，马莳认为"乃阴阳迭皆移转一位也"。如南政少阴司天，本当左右手寸口脉皆为沉不应手的阴脉，而尺部现应手不沉的阳脉，却出现了左手尺寸皆阴脉、右手尺寸皆阳脉的表现，这是阴阳之气迭相左转的缘故；若是左手尺寸皆阳脉，右手尺寸皆阴脉，则是阴阳之气迭相右转的表现。所谓"失守其位"，马莳认为乃"本位他位皆失守不见也"，如阴失守则左右尺寸皆是阳脉，阳失守则左右尺寸皆是阴脉。所谓"尺寸反"，在马莳看来则为尺寸脉当沉却浮、当浮却沉之象，仅指南北二政少阴司天在泉立论。其谓："盖少阴司天，则司天之左右皆阴；在泉，则在泉之左右皆阴。"马莳还自创口诀归纳了这一现象，诀云："子午南少北卯酉，两手沉寸口；子午北少南卯酉，两手尺欠有。今寸该沉而不沉，则反应；尺该应而不应，则反沉，是谓尺寸反者死。"所谓"阴阳交"，则是着眼于尺寸浮沉左右相反，如北政太阴司天，当为左手阳脉、右手阴脉，却反现左手阴脉、右手阳脉之义。此外还有厥阴司天或在泉，出现左右手阴阳脉反，亦属于"阴阳交"的范畴。

以上即马莳认为的"违其气则病者"，正如《素问·脉要精微论》所云："阴阳有时，与脉为期，期而相失，知脉所分，分之有期，故知死时。微妙在脉，不可不察，察之有纪，从阴阳始，始之有经，从五行生，生之有度，四时为宜。"其理则一也。

四、刺灸法观

（一）整理总结《内经》刺灸施术原则

1. 先诊脉

马莳尤其重视脉诊，强调"用针之要，必先诊脉"。针灸治病，有别于汤药，其关键在于"调气"。"调气"必先了解脏腑经脉气血的活动变化，即脉之虚实。然而"经脉者常不可见也"，五脏六腑深藏于体腔之内，如何得知经气的虚实多少？马莳谓："经脉之虚实，当诊气口脉以知之。"又"持寸口、人迎之脉，可以别平人与病人。"当根据脉诊所得指下感觉的不同，采取相应的刺法。

如马莳阐发了《灵枢·邪气脏腑病形》中的"六变"理论，认为"六变者，以病因脉而变也。"脉因致病之邪气有寒热及气血多少各异，有缓急、大小、滑涩的不同，故针刺治疗时亦应有行针疾、缓、深、浅的区别。其云："诸部急者必多寒，凡刺急脉者，必深纳其针而久留之，则寒自热也。诸部脉缓者必多热，凡刺缓脉者，必浅纳其针而疾发之，则热可去也。盖寒必入内，故其针深；热必达外，故其针浅也。诸部脉大者，多气少血，凡刺大脉者，微泻其气，无出其血可也，诸部脉小者，血气皆少，其阴阳形气俱不足，勿取以针，而当调以甘和之药可也。诸部皆滑者，阳气必盛，且微有热，凡刺滑脉者，必疾发其针而浅纳之，以泻其阳气，而去其热可也。诸部脉涩者，多血少气，且微有寒，凡刺涩脉者，必中其脉，随其逆顺而久留之，必先按而循之，及已发针，当速按其愈，无令其血出，以和其脉可也。"

又如《灵枢·终始》有"重虚"者，即"三脉动于足大指之间，必审其实虚，虚而泻之，是谓重虚，重虚病益甚。"马莳指出"三脉"乃足阳明胃经、足厥阴肝经、足少阴肾经，其动于足大指之间的部位，分别是足阳明胃经之厉兑、陷谷、冲阳、解溪穴，足厥阴肝经之大敦、行间、太冲、中封穴及足少阴肾经之涌泉穴。为了避免虚而泻之导致的"重虚病益甚"，对于此三处应视其脉动、审其虚实。施针时以指切按，脉动而虚且徐者为虚，宜急补之。脉动而实且疾者为实，宜急泻之。

再如《灵枢·九针十二原》有"重竭"者，即"五脏之气已绝于内，而用针者反实其外，是谓重竭。"马莳指出，"五脏之气已绝于内，则脉口气内绝不至"，指下若重按而脉不至，乃五脏之气内部已经衰竭，属于阴虚证，而庸医用针"反取其外之病处与阳经之合穴，有留针以致阳气"，取腋下和胸前两旁高处脏气所出的经穴进行针刺，导致阴气愈趋衰竭，致使"其死也无气以动，故静。"

此外，《灵枢·九针十二原》还有"逆厥"者，即"五脏之气已绝于外，而用针者反实其内，是谓逆厥。"马莳认为寸口轻举而其脉不至，是五脏之气在体表部虚绝之象，属于阳虚，当实其外。若是反实其内，取刺四肢末端井荥输经合诸脏穴之本，并留针以致其阴气，助阴则令阳气愈竭，阴阳气不相顺接，最终导致"阳气入则厥逆，厥逆则必死……阴气为阳搏而有余，故躁。"

2. 分虚实

虚实，是辨别人体正气强弱和邪气盛衰的两个纲领。实指邪气亢盛之证，即"当有阴阳四溢、肠胃充郭、肝肺内膜、阴阳相错之害"。虚指正气不足之候，即"当有经脉空虚、血气枯竭、肠胃偻辟、皮肤薄着、毛腠夭膲之害"。中医素来有"虚则补之，实则泻之"的治则，马莳认为"虚实二字，实为用针之要"，是否能在针灸疗法的临床运用坚持这一原则，是上工、中工、下工的唯一区别。其云："故用针之要，在于知调阴阳，自然精气生光，形气相合，而神气内藏，此乃上工平气之法。彼中工、下工，则乱脉与绝气耳。"

①脉分虚实

马莳判断虚实，首先参照的是气口脉的脉动强弱确定针刺补泻，其云："凡用针者，其气口虚则当补之，故曰虚则实之也。其气口盛则当泻之，故曰满则泄之也。"此外，即使同样出现脉不至的虚象，也可根据举按轻重的不同，探知阴虚与阳虚之异，明针刺之法。当阴虚时，气口脉当有重按之而脉不至之象，当阳虚时，气口脉则有轻举之而脉不至之貌，但如果误施补泻，阴虚反取其外之病处与阳经之合穴，又留针以致阳气，则阳愈盛而阴愈竭；阳虚反实其内，取其四末之井荣输经合诸脏穴之本，均可令阴阳之气内外重竭厥逆，导致病人死亡。

基于这种认识，马莳发前人之未发，就不同的人迎、寸口脉象对比情况加以描述，进一步说明其病位、病机、补泻法、取穴及针刺频率，具体见下表：

表 2　人迎、寸口脉象对比

脉象	病位	病机	补泻法	取穴	针刺频率
人迎一盛	足少阳胆经	胆实，肝虚	泻足少阳胆经，补足厥阴肝经	泻者二穴，补者一穴	一日一刺
人迎一盛而躁	手少阳三焦经	三焦实，心包虚	泻手少阳三焦经，补手厥阴心包经		
人迎二盛	足太阳膀胱经	膀胱实，肾虚	泻足太阳膀胱经，补足少阴肾经	泻者二穴，补者一穴	间日一刺
人迎二盛而躁	手太阳小肠经	小肠实，心虚	泻手太阳小肠经，补手少阴心经		

脉象	病位	病机	补泻法	取穴	针刺频率
人迎三盛	足阳明胃经	胃实，脾虚	泻足阳明胃经，补足太阴脾经	泻者二穴，补者一穴	一日二刺
人迎三盛而躁	手阳明大肠经	大肠实，肺虚	泻手阳明大肠经，补手太阴肺经		
脉口一盛	足厥阴肝经	肝实，胆虚	泻足厥阴肝经，补足少阳胆经	补者二穴，泻者一穴	一日一刺
脉口一盛而躁	手厥阴心包经	心包实，三焦虚	泻手厥阴心包经，补手少阳三焦经		
脉口二盛	足少阴肾经	肾实，膀胱虚	泻足少阴肾经，补足太阳膀胱经	补者二穴，泻者一穴	二日一刺
脉口二盛而躁	手少阴心经	心实，小肠虚	泻手少阴心经，补手太阳小肠经		
脉口三盛	足太阴脾经	脾实，胃虚	泻足太阴脾经，补足阳明胃经	补者二穴，泻者一穴	一日二刺
脉口三盛而躁	手太阴肺经	肺实，大肠虚	泻手太阴肺经，补手阳明大肠经		

　　至于人迎、脉口俱盛皆三倍以上者，马莳认为此即为"关格"之脉，若不早刺以开通内外，就会令血气闭塞，脉气不行，邪气流淫于中，致使五脏内伤。此时治疗若采取灸法，则极易变生他病，而行刺法亦应图早，否则血气不行，而病必至危。

　　②以得气与否别虚实

　　马莳进一步解释了《内经》所论，虚实亦可通过下针后"得气"与否以及前后顺序加以判断。其云："盖实者止于有气，虚者止于无气，气本无形，似在有无之间耳。察后与先，真若存而若亡者，盖实者先虚而后实，若亡而又若存也。虚者先实而后虚，若存而又若亡也。亦以虚实本于一气，似在存亡之间耳。"气的来去，迅速慓疾，若有若无，必须细心体验。在得气与否的细微差别之间，以时间的先后顺序前后对照，若先无气而后有气，则属脉先虚而后实，可判断为实证；若先有气而后无气，则属脉先实而后虚，即可判断为虚证。

3. 明经脉气血多少

关于六经气血多少的论述，在《内经》中共有三处记载。其区别主要集中于三阴经气血多少的描述，如《灵枢·九针论》有"太阴多血少气，厥阴多血少气，少阴多血少气"，《灵枢·五音五味》中又有"厥阴常多气少血，少阴常多气少血，太阴常多血少气"。马蒔显然发现了这一分歧，但遗憾的是他没有深入剖析其产生的原因，仅以一句"须知《灵枢》多误，当以此节为正"，草草地下了一个结论，不由得令后人唏嘘。但马蒔对于六经针刺的不同，却有着独到的深刻体会，即"凡多者则出之，少者则恶出之也"。尤其是他对"恶血""恶气"中"恶"字的理解尤为精当，"恶"应发音为厌恶的恶，是毋、莫的意思，即血多宜出血，气多宜出气之意。较杨上善《太素·知形气所宜》中所注"泻去恶血""泻去恶气"准确许多。

4. 重体质

《素问·异法方宜论》记载了东、南、西、北、中等五方不同地域人群体质特征的区别。此外，心理状态，疾病损害，药物治疗等，也可令个体体质发生较大的转变。如《素问·疏五过论》中"尝贵后贱""尝富后贫"等会影响个体的体质与适应能力。鉴于先后天因素对人的体质均可造成一定影响，《内经》中提供了多种体质分类的方式，如《灵枢·逆顺肥瘦》就有肥、瘦、壮、幼的不同，《灵枢·阴阳二十五人》将人的各种体质归纳为木、火、土、金、水五种类型，又根据五音的太、少、阴、阳及左右上下等属性进一步细分，成为25种类型的人。《灵枢·通天》则以人体中阴阳的偏颇为依据，将体质划分为多阴缺阳的太阴人、多阴少阳的少阴人、多阳缺阴的太阳人、多阳少阴的少阳人以及阴阳气平和之人等。鉴于个体体质之间存在的差别，马莳对于针刺深浅、留针时间、针刺痏数及针具的使用颇为讲究。

第一，据人之肥瘦壮幼确定刺法。《内经》认为人的体型有胖有瘦，肤色有黑有白，年龄有长有幼，在针刺之时，各有一定的标准。马莳对此有进一步的解释，对于肥壮之人，由于"人之肥者，其病必深"，当"深入其针而久留之"，宜采用深刺和留针。尤其是《灵枢·逆顺肥瘦》所载"广肩腋，项肉薄，厚皮而黑色，唇临临然，其血黑以浊，其气涩以迟，其为人也，贪于取与"者，针刺时"其数又加益也"，强调由于其体质特别盛壮，不但要刺得深，留针的时间也要相应加长，并且还要增加行针的次数。对于瘦弱之人，由于"人之瘦者，其病乃浅"，应采用浅刺而迅速出针的方法，若是采取针刺肥壮之人同样的方法"深而留之"，由于瘦弱之人血行轻浅，气道滑利，容易导致气脱而血损之害。对于不胖不瘦的常人来说，则视其具体体貌特征而分别施针，若其肤色白，当调以瘦人之数；若其肤色黑，则用肥人之数；若是端正敦厚之人，其血气必和调，不涩不滑，针刺时固不如肥人之久以留之，亦不如瘦人之浅以疾之，而是以常法行针。对于骨骼强壮、肌肉丰满、关节舒缓的年轻壮士，则要关注其活动举止，身体沉重而不好运动的，属于气涩血浊之类，针刺时当深其针而久留之，若是行动轻捷有力的，则属气滑血清之流，针刺时当浅其针而疾去之。对于幼儿，由于肌肉脆薄，血少气弱，故施针宜浅，起针宜速，宁可一日之内重复多次针刺，也不可久留其针，唯恐深刺、久刺伤其气血。

第二，因之人贵贱不同确定刺法。马莳云："布衣匹夫之士，其骨节有小大，肉有坚脆，皮有厚薄，血有清浊，气有滑涩，脉有长短，血有多少，此皆经络之数，大抵相类。至于王公丈人，血食之君，身体肌肉软弱，血气剽悍滑利，必非贱者之可同也。"刺富贵之人，针下感觉滑利剽悍，多用小针浅刺且徐缓刺入。刺贫贱之人，针下感觉涩滞，多用大针深刺且多留针。

第三，以阴阳五态确定补泻法。由于人的体质不同，阴阳之气也各有盛衰，《灵枢·通天》中太阴人、少阴人、太阳人、少阳人及阴阳气平和之人的划分原则即以人体中阴阳的偏颇为依据，太阴人通常多阴缺阳，少阴人通常多阴少阳，太阳人通常多阳缺阴，少阳人通常多阳少阴。正因为阴阳多少决定了阴阳五态人的体质，其针下得气的反应也不尽相同，针刺补泻方法各是迥异。

针刺补泻太阳人"惟少阴，故不可脱其阴；惟多阳，故当以泻其阳"，因其阴气绝少而阳气固多，仅可泻其阳而不可泻其阴。但也应注意泻其阳气的程度，"若阳气大泻，则阳至重脱，其病为狂。若阴阳皆泻而至于脱，则当暴死不知人也"。

针刺少阳人时并没有如太阳人般敏感，其原因在于"初虽针入而与阳合，又因阴滞而复相离，其神气不能易动，而先针以行也以此"，阴阳的不平衡使得气血的运行亦不完全正常，所以神经感觉也稍迟钝。少阳人阳多阴少，故经脉小而络脉大，针刺补泻少阳人时当"独泻其络脉则身强"，但亦应注意尺度，否则"若泻之太过，以致气脱而出速，则中气不足，病不能起也"。

太阴人的血气特点是"惟阴多，故阴血浊，惟无阳，故卫气涩，惟多阴而无阳，故阴阳不和"，太阴人阴偏多而阳绝少，故其阴血重浊，阳气沉伏涩滞，阴阳无法调和，则针刺时出现"针虽出而气乃随后以独行也……数刺而始知"的现象，而施以针刺补泻之时则"况筋缓而皮又厚，必当疾泻以移其病也"，不以疾泻的针法就无法使病情减轻。

少阴人阳气偏少，阴气偏多而内藏，故针刺之时"针已出而气独行"，刚开始很难取得反应，但出针后却渐渐出现。由于少阴人"阳明之脉小"而"手太阳小肠之脉大"，气少不能摄血，在针刺补泻时极易导致血脱气败，"故当详审以调之"。

阴阳平和之人因其阴阳平衡，血气运行柔润滑利，针刺时亦"受针之气有与针相逢者，以其气之出速而相逢也"，针下反应很快就能产生，随针适时而至。故行补泻法时，必当如《灵枢·通天》所云："审有余不足，盛则泻之，虚则补之，不盛不虚以经取之。"

5. 合四时

四时气候变化各有不同，其产生的疾病也因之而异，古人运用取类比象的疾病认识观，根据不同季节选择与之相应的深浅程度、经络及腧穴进行针刺治疗的方法即四时刺法。

从四时针刺腧穴上讲，马莳认同《灵枢·顺气一日分为四时》的选穴方法。色主于春，故凡病在于色者，必取五脏之荥穴，如肝取行间、心取少府之类；时主于夏，故凡病时绵长者，必取五脏之输穴，如肝取太冲、心取神门之类；音主于长夏，故凡病在于音者，必取五脏之经穴，如肝取中封、心取灵道之类；味主于秋，故凡病在于胃及得之饮食不节者，必取五脏之合穴，如肝取曲泉、心取少海之类；五脏主于冬，故凡病在于脏者，必取五脏之井穴，如肝取大敦、心取少冲之类。即春取荥穴、夏取输穴、长夏取经穴、秋取合穴、冬取井穴之义。

从四时针刺部位上讲，马莳认为，春当取络穴之血脉分肉间，如手太阴肺经列缺穴之类，而且应当根据病情的轻重，刺法浅深各异，重者深刺，轻者浅刺；夏当取盛经孙络处分间，如手阳明大肠经阳溪穴之类。马莳强调盛经乃阳经之意，故仅可取手足六阳经之经穴施行针刺治疗，而且由于邪气所居位置甚浅，故针刺深度仅限于皮肤，绝不可以深刺。秋当取各经之输穴，如手太阴肺经太渊穴之类，若邪气在腑，则取六阳经之合穴，如手阳明大肠经曲池穴之类。冬季由于冬气入深，必须深刺且作较长时间留针。另一方面，寒冬之时天地之间阴多阳少，故需泻阴气而实阳气，故穴选井穴与荥穴，取井以泻阴逆，如手太阴肺经少商穴之类；取荥以实阳气，如手阳明大肠经二间穴之类。

对于某些疾病，马莳强调由于四时的变化，刺法亦当有针刺深度及取穴的不同。如针刺治疗转筋、痿病和厥病，春季当取络脉诸荥大经分肉，如手太阴肺经列缺、手阳明大肠经偏历等络穴之类，或肺经鱼际、大肠经二间等荥穴之类，还可取肺经经渠、大肠经阳溪等经穴之类。夏季当取输穴如肺经太渊、大肠经三间之类以及孙络、皮肤之上肌肉；长夏取肌肉，秋季取诸合穴，如肺经尺泽、大肠经曲池之类。冬季取诸井穴如肺经少商、大肠经商阳之类，另可取输穴如太渊等。但冬日取刺此诸井穴及输穴，由于冬气深入脏腑，需较其他三时刺入更深，留针时间亦应适当加长，方可达治病的效果。

（二）充实完善《内经》刺灸操作方法

马莳认为《内经》所载针法乃"圣经宗旨"，对于当时流行的烧山火八法、青龙摆尾四法等，认为此"名色俱出后人揣摩"，不可轻信。其强调："《灵枢》明有九变输刺等法，十二节偶刺等法，五刺半刺等法，'刺节真邪'篇有振蒙等法。后之学者果能熟读详味，渐能用针起危。"但由于《内经》成书时间久远，以上各种刺法及其选穴大多言而未明，马莳亦根据自己的临床经验，一一补充完整，逐条详加论述。

1. 刺络放血法

马莳继承并发挥了《内经》中刺络放血的方法及适应证，并对应用刺络放血法时出现的各种现象加以总结，具有一定的理论价值。他认为刺络放血法的适应证有二，一是郁血阻络，二是五脏疾患。郁血阻络多表现为络脉坚盛胀满，上下不定，大小不一，而五脏病中，如心病之胸中痛、脾病之腹满肠鸣、肝病两胁下痛引少腹、肺病之耳聋咽干及肾病之汗出身重等，亦可以此方法加以治疗。针具多采用《灵枢·九针论》中第四针——锋针，"侧其针以迎而泻之"则是其治疗方法。

一般来说，刺络放血法多用于实证。马莳谓："神有余者病也，过犹不及也，当泻小络之脉出血。"这里的"神有余"，可以理解为人身的血气充盛，"神"乃《素问·八正神明论》中"血气者，人之神"之意。对于元气衰少的病人，则属于禁刺之列，否则气随血脱，"泻之则必闷，闷甚则必仆"。如马莳解《素问·脏气法时论》中心、肝、脾病证时，列举了自己治疗上述三证的常用刺血腧穴。如心病取舌下廉泉穴及手少阴经之阴郄穴，脾病取足大阴之经穴商丘、足阳明之经穴解溪、足少阴之经穴复溜，肝病虽未明其具体取穴，但"亦是上文之经穴耳"。其三者的共同特点是"乃治有余之证耳"。

部分虚证亦可用刺络放血的方法加以治疗，《素问·血气形志》就有"凡治病先去其血……然后泻有余补不足"的观点。马莳认为："凡此病者，皆必有邪，必先去其脉中之结血，以去其邪，而后调其虚实，以行补泻，且无问其病之何如，惟补之泻之，而以平为期可也。"尤以治疗肺、肾二脏疾病时，不论虚实，总以刺络放血为先，再以补泻法调之。如其治疗肺脏病患时，穴取手太阴之经穴经渠及足少阴之经穴复溜；治疗肾脏疾患时，则穴取足少阴经穴复溜及足太阳经穴昆仑，先出其血，而后进行调理。

此外，由于络脉循行于经脉所不到之处，作为经脉传注的纽带，一旦为瘀血所结聚，则极易成为闭塞不通的痹症。因此，马莳强调"当急取之，以泻其邪，而出其血"，以恢复气机畅通，化生新血，从而达到气血和调、百病以消的目的。对于鱼际部络脉现青、赤、黑相兼之象，病属"寒热气"证者，马莳认为也可以刺络放血的方法加以治疗，其方法是"必间日而一取之，候其血尽而止针，随即调其虚实，虚则补而实则泻也。"即刺浅表的血络，隔日一刺，直至将瘀积的恶血完全泻除，再根据患者病情的虚实加以补虚泻实的调理。

最后，马莳还对《内经》所载刺络泻血时可能出现的各种现象加以总结，并且逐一分析了这些现象出现的原因。如有人会因刺络放血而昏仆倒地，这是因为其"脉有气盛而血虚"，脉气虽盛而血不足，刺络放血会使其元气随血外虚脱而至昏仆，属于禁之刺血之类，正确的治疗方法应当是补其血而泻其气；有人在刺络时血会喷射而出，这是因为其"血气俱盛，而内焉阴气多"，此类人经脉内外阴阳气血皆十分充盛，而脉中阴气尤甚，血行滑利，因此在刺络之时就会血射如注；有人在刺络时出血不多且色黑而浊，这是因为其"阳气蓄积，久留不泻"，此类人阳气蓄积于皮肤，久未得泻，血行因之郁结；有人出血时还可见清澈的液体，这是由于其"新饮之际，而液渗血络，未得合和于血"，水液尚未与血合而为赤；有人在出针后出现肿胀的现象，这是因为"身中有水……阴气积于阳分，其气聚于血络之中"，水气积聚于皮肤阳分，气行先于出血，而聚于经络；有人放血后面色苍白，是因为"营卫二气暂时相得，尚未和合，因而泻之，则阴阳俱脱，表里相离"；有人出血过多，面色不变却感到胸中烦闷，是因为刺络导致经虚，经属阴，"阴脱，故烦悗也"；有人即使出血较多，但不至动摇其形，此属痹病，邪气"内溢于经，外注于络，则阴阳俱以邪气而有余，虽血多出而弗能虚，所以不至动摇也"。以上均属误刺之列，在临床施行刺络放血法时当应避免。

2. 缪刺、巨刺

（1）别缪刺与巨刺

"缪刺"与"巨刺"，出自《素问·缪刺论》及《素问·调经论》。其共同的特点是，均为左病取右、右病取左。马莳认为，区分这两者之间的差别"特有经穴、络穴不同耳"。

首先，络病与经病的成因不同。邪气害人，初起时客舍于形体表浅部位，如果未能及时治疗，则逐渐由孙络、十五络脉、十二经脉向里深入，最终内连五脏，散于肠胃，阴阳诸经与五脏均被邪气所伤，这是导致经病发生的原因。因此治疗经病当取其经穴施针，"夫是之谓正刺也"。而络病乃因邪气客于皮毛，入舍孙络，留而不去，孙络闭塞不通，因不得内入于十二经脉，故流溢于十五大络之中，致生奇邪之病，惟其邪客大络，左右互注却不得入于正经，故"当以左病者而取其右络，右病者而取其左络，是缪刺之法也"。其次，邪中于经或络所造成的疼痛亦不相同。经病虽亦可表现为左病盛而右亦痛，右病盛而左亦痛，且有相互移易的情况，但总不离其经脉，而络病则多痛处与经脉循行部位相异。由此可见，缪刺与巨刺虽同样是左病取右、右病取左，但缪刺是刺络穴，其病变在络脉，巨刺是刺经穴，是病变在经穴，故马莳云："缪刺者，以邪客于络，而左痛取右，右痛取左也。巨刺者，以邪客于经，而必刺其经也。"

（2）详缪刺之法

马莳凭借其丰富的临床经验，对于各种络病的缪刺取穴逐一加以说明。如出现卒心痛，暴胀，胸胁支满，食欲不振，善怒，气上走贲上，属肾络病时，"左病而刺其右之然谷，右病而刺其左之然谷也"。如出现喉痹舌卷、口干心烦、臂外廉痛，属三焦络病时，当刺第四指关冲穴，"左病则取右之关冲，右病则取左之关冲"。如出现卒疝暴痛，属肝络病时，当刺足大趾之大敦穴，"左痛者取右足之大敦，右痛者取左足之大敦"。如出现头项肩痛，属膀胱络脉病时，当刺外踝下金门穴，"左痛取右金门，右痛取左金门"。如目痛从目内眦开始，属阳跷脉客邪为病时，当刺外踝下申脉穴，"左刺右申脉，右刺左申脉"。如出现气满喘息，胸中热，耳聋，属大肠络脉病时，则刺手大指之商阳穴，"左病取右商阳，右病取左商阳"。如出现衄衊、上齿部寒冷的病证，属胃络病时，当取足大趾上之历兑穴，"左病刺右历兑，右病刺左厉兑"。如出现胁痛，咳而汗出等属胆络病时，当刺足小趾之窍阴穴，"左病刺右窍阴，右病刺左窍阴，如腰痛引少腹属脾络为病时，当刺白环俞，"左病刺腰俞之右曰白环俞，右病刺腰俞之左曰白环俞"。此外，马莳强调缪刺亦有非左右互取的特例，如臂掌不得屈伸且痛，属于心包络客邪为病时，"以心包络之邪而刺心经之络"，当刺心经之通里穴。"正以心为五脏六腑之大主，与别经不同，故其所以刺者，非左右互取之谓也。"

3. 三刺

在《内经》中关于三刺的描述有二，分别见于《灵枢·官针》的三刺法与《灵枢·寿夭刚柔》的三刺变，其内涵不同，针法各异，马莳于此加以分别说明。

《灵枢·官针》中的三刺法，是将针由浅入深，分别在浅、中、深层加以行针，达到"一刺则阳邪出，再刺则阴邪出，三刺则谷气至"的一种针刺方法。其具体操作方法为先刺浅表部，重按其脉，无令精出，以宣泄阳分邪气。在中部分肉之间则稍加深刺，使阴分之邪外出。在这里应该提出的是："分肉有二，各部在外之肉，曰分肉；其在内近骨之肉，与骨相分，亦曰分肉。"即其所谓肌肉、分肉应当有所区别，肌肉位于皮内分肉之上，分肉则更接近骨。因此，这种刺阴邪的再刺应当是在肌肉与分肉之间。最后，刺于近骨之分肉，令谷气出。则邪气俱泻已虚，而谷气已补而实，阴阳诸经虽未即调，病虽未随针而去，但知必愈，是谓"一刺之中而有三刺之法也"。

而《灵枢·寿夭刚柔》中的三变刺则是"刺法之异者有三也"，即刺营分、刺卫分和刺寒痹证之 3 种刺法。血乃营气所化，寒热往来，血随之上下妄行，故刺营分当出其郁血。卫气属阳，循行于皮肤、分肉之间，若是风寒之气客于肠胃之间，令卫气时或在内时或在外，气行不定致"气痛时来时去，怫忾贲响"时，当刺卫分以出其气。寒痹停留于经络，血脉凝滞不行，则会出现肌肉疼痛、皮肤麻木之象，当使用烧热的燔针进行治疗，"当以药熨之"使热气内入。马莳给出的药熨方法是："以马屎燥干而烧之也。复布为复巾，重布为之，如今之夹袋，所以入药滓与绵絮也。"

4. 九刺

《灵枢·官针》有关于九刺之法的记载，马莳认为这种分类主要是根据临床病证的不同所采取9种各不相同的刺法，故"刺法有九者之异也"。第一种叫作输刺，其刺法与五刺中的输刺刺法完全相同，即"直入直出，深纳其针以至于骨"，多用于针刺诸经之荥穴输穴，以及背间之心俞、肺俞、脾俞、肝俞、肾俞。第二种叫作远道刺，其取穴原则是"凡病在上，反取穴于下"，在这里应当指出的是远道刺仅仅适用于足三阳经之腑的病证。第三种叫作经刺，"刺大经之结络于经穴之分也"，即针刺本经经络结聚不通之处。第四种叫作络刺，即"刺小络之血脉也"，通过针刺皮下浅部小络脉所属的血脉，使之出血以调虚实的刺法。马莳将络刺法归属于刺络放血法之列。第五种叫作分刺，"刺各经分肉之间也"，即如三刺法中刺肌肉与分肉的间隙。第六种叫作大泻刺，即"用第五铍针以刺大脓也"。第七种叫作毛刺，是浮浅的刺皮之法，用于治疗皮肤上的痹症。第八种叫作巨刺，即上文所言左病取右，右病取左，主经穴之病，与刺络穴之缪刺不同。第九种叫作焠刺，相当于三刺法中刺寒痹证所用之燔针。

5. 十二节刺

《灵枢·官针》有十二节刺，马莳言此"刺法有十二节要，所以应十二经也"。第一种是偶刺，用于心痹证。这种前后各用一针的刺法，马莳认为有阴阳相合之意，因此以偶刺命名。其操作方法是用手直对胸部和背部疼痛的所在，用一针以刺其胸前，用一针以刺其后背。但须注意只可斜刺，避免正刺时伤及心脏。第二种是报刺，用于游移不定，居无常处的痛证。其操作方法是先直刺于痛处，但不急于出针，随着痛处的变化，再用左手按于新痛之处，拔出前刺之针，复再刺入，这种"刺而复刺"的针法，因此被命名为报刺。第三种是恢刺，用于筋痹之证。其操作方法是直刺于筋的旁边，重复提插，使筋急得以舒缓。第四种是齐刺，用于"治寒痹之小且深者"，其操作方法是在患处当中直下一针，再以二针刺于旁边，"因用三针，故又曰三刺也"。第五种是扬刺，用于"治寒气之博大者"，其操作方法是先于患处直刺一针，又在旁边刺四针，因"浮举其针而扬之"，故以扬刺命名。第六种是直针刺，其操作方法为"先用针以引起其皮，而后入刺之"，即刺之前将针刺部位的皮肤提起，然后再沿皮刺入，这是一种不伤肉的浅刺法，故用于"治寒气之浅者"。第七种是输刺，与五刺法中输刺法相同，"将针直入直出，稀发其针而又深入之"，用针虽少，入针却深以泻热，输刺在十二节刺中用以治疗气盛有热之证。第八种是短刺，适用于骨痹证的治疗，"摇针而深入之，以致针于骨所，然后上下摩其骨耳"，稍稍摇动针体而深刺至骨，再上下提插，就好像摩擦骨部一样。第九种是浮刺，用以治疗"肌之急而寒者"，即肌肉痉挛而属寒的病证。其操作方法是"旁入其针而浮取之"，与前文所述扬刺有正刺与旁刺的不同。第十种是阴刺，用以治疗寒厥。因寒厥"必始于阴经，自下而厥上"，故必刺足少阴肾经之穴。因这种刺法仅刺阴经，故以之得名。第十一种是傍针刺，用于"治留痹之久居者"，其操作方法是直刺一针伴以旁刺一针。第十二种是赞刺，用于治疗痈肿，其操作方法是"直入直出其针，且数发针而浅刺之，使之出血"。

6. 五节刺

《灵枢·刺节真邪》有"刺有五节"的记载，分别是振埃、发蒙、去爪、彻衣、解惑。马莳认为，振埃乃刺浅表的经脉，可用于治疗阳气大逆之病。如阳气厥逆、积聚于胸致耸肩呼吸，喘喝而坐卧不定，甚者恶见尘埃即烟雾，喉中如有物阻，呼吸困难等，可刺手太阳小肠经的天容穴或任脉廉泉穴。发蒙乃"刺其腑腧，以去其腑病耳"，即针刺六腑所属阳经的腧穴，以治疗腑病。如耳聋目瞑，则当于日中之时刺其手太阳小肠经之听宫穴。去爪乃"刺关节肢络"，对于上焦不通、下焦不泄之津液内溢证，以铍针行刺法。彻衣乃尽刺阳经奇腧之法，适用于阳气有余而阴气不足内外皆热者，可刺手太阴肺经的天府穴及足太阳膀胱经的大杼穴各3次，刺足太阳膀胱经的中膂俞以泻热，并补足太阴脾经及手太阴肺经以发汗。解惑乃治疗大风在身，血脉偏虚，身体倾侧宛伏状，当调和阴阳，泻有余而补不足，平复阴阳偏胜的不正常现象。

（三）结合临床，详述《内经》刺禁与刺害

刺禁，语出于《灵枢·终始》中"凡刺有禁"，当遇到病人出现惊恐、劳累、恼怒、过饱、饥饿、大渴、房事、醉酒及长途跋涉、情绪未定等各种情况时，均不宜立即针刺。而《素问·刺禁论》又云："脏有要害，不可不察。"在胸腹部、背部及头部施针时，若针刺的角度及进针的深浅运用不当时，极易损伤一些重要内脏、大血管及脑脊髓，引起临床事故。此外，妇人妊娠时亦有一些腧穴不可针刺，否则极易引起死胎、流产等情况。故马莳尤其注意说明《内经》各篇中针灸的禁忌之处。

1. 脏腑之禁

《素问·诊要经终论》有"凡刺胸腹者，必避五脏"的告诫，马莳强调"刺脏腑者，皆有要害，不可不察"。虽然《内经》有"左肝右肺"看法，但马莳提出，这仅仅是功能态的意象，如其谓："肺藏于右，虽其形为五脏之华盖，而其用则在于右也。"他强调实体形态在体腔内所处的位置对于针刺避忌的指导意义，认为"陈禁刺之数，乃先以脏腑之有定次者言之也"，医者首先应具有一定的解剖知识，了解五脏在体腔内部所居的大致位置。这一点，从马莳注解《灵枢·经脉》十二正经条文时，将五脏六腑形态及体内所居位置分别作图和引经文描述，可以体会出马莳的良苦用心。在此

基础上施针，方可确保疗效，避免误刺脏腑导致变生他证甚至致人死亡。正所谓"凡刺五脏者，在乎知其顺逆也。所谓顺者，知膈与脾肾有上中下之异处。不知者反之，所以谓之逆耳"。对于误刺其他四脏死期的预测，其云："所论死日动变，皆岐伯之言，而有不同者，非以生则以成之。"显然是凭借五行生成数所进行的刻板推导。如"中脾者五日死，盖以五乃土之生数也""中肾者七日死，盖六乃水之成数，成数既毕，当至七日也""中肺者五日死，盖四乃金之生数，生数既毕，当至五日而死也"。我们只能把这种预测理解为约略之词，不可拘泥于其具体日数。

马莳所举的误刺五脏最典型的例子，当属"刺膺中而误中其肺者"。膺中，是指胸前两旁最高处，该部位为多条经脉循行所过，因此也常有医生于此处施针，如"刺膺中之穴，如足阳明胃经气户、库房、屋翳、膺窗，足少阴肾经俞府、或中之类，及误中肺经云门、中府"。由于胸壁较薄，一旦对针刺深浅程度把握不准，极易伤及肺脏，形成外伤性气胸，胸腔内压力增大，病人会出现呼吸困难等各种表现。马莳谓其"为病喘急而逆，仰首而息也"，非常形象生动。

此外，马莳还强调，除五脏禁刺以外，误刺六腑，也会造成疾病甚至死亡。如刺少腹而误中膀胱，则可导致"胞气外泄，膀胱虚胀"，出现"溺出而少腹满"的病证。而误刺胆腑，则可出现呕吐的现象，或可出现"刺中胆者一日半死"之危象。

2. 血脉之禁

《素问·刺要论》云："刺肉无伤脉。"若因针刺深浅及角度不正确，极易导致血脉受伤，血从脉内逸出，造成出血甚至死亡。马莳依据《灵枢》《素问》各篇记载，强调在针刺之时应避开血脉。马莳将"刺肉无伤脉"中的"脉"理解为"大脉"，即人体内之重要的血脉，相当于现代人体解剖学中的大动脉，误刺后极易导致大量出血，危及生命。如"中跗上而误中大脉者为死也"，此处"大脉"即足背动脉。

误刺导致局部细小动脉的出血，也可致使某些形体功能的丧失。马莳亦着意于此，强调即使是小的血脉，亦当禁刺。如其谓"刺面部而误中溜脉者为盲也"及"刺目眶而误中其脉者，当为漏为盲也。漏者，泪下不止也"。王冰注解溜脉时，认为是手太阳及任脉交会之处。而马莳根据《灵枢·大惑论》中"五脏六腑之精，皆上注于目而为之精"及《灵枢·论疾诊尺》中"赤脉从上下者太阳病，从下上者阳明病，从外走内者少阳病"，强调："所谓溜脉者，凡脉与目流通者皆是也。"由此可见，马莳的注解较之王冰具有更大的临床意义。又如《素问·刺禁论》有"刺舌下，中脉太过，血出不止为喑"的记载。马莳认为"舌下"应当是指任脉的廉泉穴，按现代解剖学观点，此穴下有甲状腺上动脉及舌下神经降支，误刺所致出血可压迫神经，导致哑病的发生。马莳虽然没有如此精确的解剖学知识，但是试图从经络腧穴学的角度加以理解，他认为廉泉"又曰舌本，舌本即舌下也"。而人之所以能言，乃"以会厌为音声之户"，根据《灵枢·忧恚无言》中"会厌之脉上络任脉，取之天突，其厌乃发也"，推断"中脉太过，则廉泉与天突相通，天突与会厌相通，宜其为喑疾也"。

3. 腧穴之禁

针灸是借助针刺或艾灸腧穴以调节经脉之气的阴阳虚实，然而误刺某些腧穴同样可引起脏腑疾病的发生甚至死亡。

马莳强调禁刺的腧穴，主要是手五里穴。《素问·气穴论》有"大禁二十五，在天府下五寸"之说，马莳谓："大禁二十五者，即五里穴……针之二十五次而俞气尽，其人必死，故大禁刺也，非言穴有二十五也。"手五里穴，属于手阳明大肠经，位于上臂上 2/3 与下 1/3 的交点水平，屈肘位时，当曲池穴上 3 寸处。手五里穴禁刺的原因，据马莳的分析，在于"迎其气之来，而有以夺之"。脾胃化生的气血行于十二经脉之中以养五脏，每一脏的脏气一般都是五至而已。如果为医者"止即五里穴以夺其气"，即在手五里穴处错误地针泻 5 次，必然导致脏气运行到该处中途败绝而终止，则该脏的脏气为之耗竭殆尽，而五脏各有五至，所以误刺五五二十五次之后，就会令五脏输注的脏气全部竭绝，"此乃夺其天气，非由命之自绝，寿之自倾，实所以杀此生人也"。

然而即使是一些常规的针刺腧穴，如施术时稍有不慎，亦可伤及经络，进一步引起疾病的发生。如"天府穴，在腋下三寸，肺脉也。肺脉从肺系横出腋下，今刺之而内陷其脉，则当为咳也"；又"刺肝穴而误使内陷者，当遗溺也"；又"刺缺盆而误中内陷者，当为喘咳逆气也"；又"刺客主人而内陷中脉者，为内漏、为耳聋也"；还有"刺腨肠而误使内陷者，当为肿也"等。马莳认为，误刺腧穴后共同的特点是，均可表现出"其脉内陷"的征象。关于"脉陷"，马莳认为此应与"脉现"相参照，所谓"邪气实则其脉必见，正气虚则其脉陷下"，治疗时则"脉陷下者则用艾以灸之"即利用温补的方法作为治疗手段，因此我们可以将"脉陷"理解为由于针行泻法的误操作，导致经气不能循行于经脉之中而过度泄逸的表现。

4. 脊间刺禁

《素问·刺禁论》还有"刺脊间，中髓为伛"的记载。马莳认为刺灸脊间，有两个不同禁忌，一个是脊间穴，该穴位于督脉脊中，又名神宗、脊俞，然而"灸之令人腰伛偻"，所以禁止用灸法。另一个观点是考虑到脊髓位于椎骨之中，属督脉循行所过，上通于脑，是人体重要的器官，"刺脊间而中其髓，则精气泄，皆成伛偻"。一者腧穴禁灸，一者部位禁刺，共同丰富了脑（脊）髓刺禁的内容。

五、刺病观 🕊

（一）风病

《内经》关于风病的论述大致可分为两种，一种是"恶风"之疾，是由于感受风邪，出现振寒、汗出、头痛、身重、恶寒、颈项皆痛等症状，属于外感风寒病，可通过针灸的方法加以治疗。马莳认为其针刺原则，在于"调其阴阳表里之经，以虚实为补泻耳"。治疗时主要针刺督脉风府穴和足太阳膀胱经攒竹穴。此外，亦有因虚受风者，如马莳指出"凡振寒而洒洒然，鼓其颌间，汗不得出，内腹作胀而烦闷"，就是由于元气不足，正虚无力抵御外邪入侵所致，因此应当针取手太阴肺经腧穴以行补法。另一种是"大风证"，相当于现代的麻风病，由于"荣卫热胕，其气不清"，风邪侵入皮肤经脉，出现鼻柱崩坏、皮肤溃烂、肿疡变形、须眉掉落及自感骨节沉重等症状。马莳的做法是，首先深刺其肿胀的部位，然后以针尖部浅刺周围，并以手按压，令其中滞留于气血的恶毒热邪有所宣泄，待肿胀消退后方可止针。此外，还可以针刺其肌肉、骨骼，使患者出汗，坚持一段时间后，须发眉毛亦可得以再生。

（二）热病

马莳对于《内经》所论热病诊治的贡献，主要有3个方面：

1. 五十九处，穴有所明

《灵枢·热病》所载刺热之穴共有五十九处，即"两手外内侧各三，凡十二痏；五指间各一，凡八痏；足亦如是；头入发一寸旁三分各三，凡六痏；更入发三寸边五，凡十痏；耳前后、口下者各一，项中一，凡六痏；巅上一，囟会一，发际一，廉泉一，风池二，天柱二"。此外，《素问·水热穴论》中亦有相关记载，但与《灵枢》不同。马莳根据自己的临床经验，认为《素问·水热穴》所载五十九穴以"刺水病"为主，"病有不同，故穴因以异"。强调刺热病当以《灵枢·热病》五十九穴为准。但此五十九穴向来无注，后人不得要领，马莳即一一详细标明了穴名及位置。

马莳认为，"两手外内侧各三"，应该是手太阴肺经的鱼际穴、手阳明大肠经的商阳穴、手厥阴心包经的中冲穴、手少阳三焦经的关冲穴、手少阴心经的少冲穴及手太阳小肠经的少泽穴。因为"鱼际在大指内侧，商阳在次指内侧，中冲在中指内廉，关冲在四指外廉，少冲在小指内廉，少泽在小指外侧。或外内廉，或侧，各三，则手有六经，计六井穴，左右手共十二痏也"。而"五指间各一，凡八痏，足亦如是"，则是指手太阳小肠经之后溪穴、手少阳三焦经之中渚穴、手阳明大肠经之三间穴、手少阴心经的少府穴、足太阳膀胱经之束骨穴、足少阳胆经之足临泣穴、足阳明胃经之陷谷穴及足太阴脾经之太白穴。以上各穴均大致位于每指（趾）第三节尽处缝间"，手足各有四处，左右共计十六穴。"头入发一寸旁三分各三"，这里的"分"马莳认为不是长度单位，因为距督脉入发际处一寸为上星穴，旁三分之处并无腧穴，但若做"份"字解读，则可理解成为 3 个部位，即足太阳膀胱经之五处穴、承光穴及通天穴，左右共六穴。"更入发三寸边五"则是指足少阳胆经之头临泣穴、目窗穴、正营穴、承灵穴及脑空穴，以上腧穴距离督脉三寸的距离，左右共十穴。"耳前后、口下者各一，项中一，凡六痏"，则指耳前后足少阳胆经之听会穴与完骨穴，口下任脉承浆穴及位于项中的督脉风府穴，共有六穴。"巅上一，囟会一，发际一"，指督脉之百会穴、囟会穴及前发际神庭穴与后发际风府穴。"廉泉一"指任脉的廉泉穴，"风池二"指足少阳胆经之风池穴，左右各一，共二穴。"天柱二"指足太阳膀胱经之天柱穴，左右各一，共二穴。

值得指出的是，以马莳所列举腧穴数相加，仅有五十八穴，而非五十九穴，原因在于风府穴被马莳两次提及，一处是"项中一"，另一处是"发际一"之后发际处，从《内经》理论严谨性的角度上讲，"项中"与"发际"所指的部位应当是有所区别的。从字面意思解释，"项中"当为项部中央，如丹波元简《灵枢识》认为："项中一"乃指项部中央的哑门穴。即使是马莳本人在《素问·骨空论》中"瘖门一穴"句下注："一名哑门，又名舌厌，又名舌横。在项后风府后一寸，入发际五分，项中央宛宛中。"既然马莳自己都认为项部最中间的腧穴应当是哑门穴，为何还要言其乃风府穴？《素问·骨空论》中马莳的注文可以给我们较为清晰的解释："项中央二，谓风府、哑门二穴也。"可见，马莳不以哑门穴为项中刺热的部位，显然是其在注解之中所犯的错误。

2. 热病日久，刺法各异

《内经》强调，热病有病程长短的不同，刺法也应随之各异。热病初发之时，气口脉静而人迎脉躁，是脉证相应的表现，应当根据人迎气口脉躁盛程度的对比，选择相应的阳经以行泻法发汗泄热，与此同时，也应补充阴经的不足，滋养阴液的耗伤。马莳认为其刺法应如《灵枢·终始》中所云："人迎一盛，泻足少阳而补足厥阴；一盛而躁，泻手少阳而补手厥阴。人迎二盛，泻足太阳而补足少阴；二盛而躁，泻手太阳而和手少阴。人迎三盛，泻足阳明而补足太阴；三盛而躁，泻手阳明而补手太阴者是也。"但当热病迁延日久，病人出现脉动较甚，喘促短气，当急用针浅刺手太阴肺经的少商穴，令其汗出，尚属可治。若是其他脉证相反的，即使行针亦是回天乏术。

3. 随证针刺，各有不同

《内经》说热病有胸痛、手臂痛、头痛、足胫痛及眩冒而热等症状的不同，其针刺经络及取穴亦当各异。马莳指出，如热病先出现胸胁疼痛的，当泻足少阳之木气，补足太阴之土气。穴取气街、足三里、上下巨虚等泻胸中之气，又取大杼、膺俞、缺盆、背俞穴泄胸中之热，再取云门、髃骨、委中、髓空泄四肢之热，最后取五脏俞泄除五脏之热。如热病先出现手臂痛的，当刺手阳明大肠经的商阳穴及手太阴肺经的列缺穴。如热病先出现在头部，此又名厥热，会出现头痛、枕骨下方及眼部脉络抽掣疼痛、鼻衄等症状，治疗时以锃针针刺足太阳膀胱经的天柱穴。如热病先出现足胫疼痛的，则当针刺足阳明胃经的足三里穴。若是热病始于眩冒并伴有胸胁支满的，则当刺足少阴肾经及足少阳胆经之井穴及荥穴。

对热病在胃、在肺、在脾肾的不同，马莳指出，热病在胃，因胃土主肉，可出现体重而肠中热的症状，治疗时选取足阳明胃经陷谷、内庭、历兑等穴，以锋针行泻法。热病在肺，出现喘促短气、寸口部脉动显著等症状，以针浅刺手大指末端手太阴肺经的少商穴，令其出汗则愈。热病在脾肾，则可出现胸胁胀满、脐旁疼痛等症状，治疗时选取足少阴肾经涌泉穴及足太阴脾经阴陵泉穴，以锋针行泻法，同时亦可针刺舌下廉泉穴。

（三）寒热病

马莳认为，《内经》所载寒热病是因感受外邪，出现发热与恶寒交替发作的疾病。如其谓："风气藏于皮肤之间，内不得通之而入，外不得泄之而出……方其腠理开时，则风得客之者，洒然而寒；及其闭也，则寒极为热者，蒸然而闷。其寒则寒气入胃，饮食衰少；热则热气内藏，肌肉渐消。寒热交作，使人怢栗而不能食，此所以名之为寒热也。"由于外邪侵袭皮肤、肌肉、骨骼，或者内舍五脏，寒热病亦可分为皮寒热、肌寒热、骨寒热及五脏寒热，马莳强调其各自刺法亦当有所不同。

1. 皮寒热

邪气侵犯人体，"其始寒热在于皮"。由于卫气被郁，正邪交争，而肺主皮毛，开窍于鼻，则可出现发热、恶寒、无汗、皮痛不可近席、毛发焦燥、鼻孔枯干等症状，马莳取足太阳膀胱经络穴飞扬行泻法，又取手太阴肺经络穴列缺以行补法。"正以太阳主表，故宜泻其邪。而肺主皮毛，必宜补之于既泻之后也"。

2. 肌寒热

外邪侵犯肌肉，因邪正交争，故发热恶寒，因邪气客于肌肉，而"脾主肌肉，又主唇"，故可出现肌肉疼痛、嘴唇干燥、毛发焦枯等各种症状。尤其是对于兼见无汗的肌寒热病，马莳取刺足太阳膀胱经在下肢的络穴，目的在于祛除其中的瘀血，同时在泻络放血后以补法针刺足太阴脾经的络穴，则可令汗出以引邪气外达。

3. 骨寒热

外邪侵犯人体最终到达的部位是骨，此属足少阴肾经受邪，肾阴受损而发寒热。病人会出现烦躁不安、汗出不止的症状。若是牙齿尚未枯槁，尚属可治之证，所取之穴，马莳认为应是足少阴肾经之络穴大钟，以滋补肾阴。

（四）五脏寒热

《素问·长刺节论》有"治寒热深专者，刺大脏"之语。对于"大脏"的理解，历代注家观点有所不同。如杨上善《黄帝内经太素·杂刺》认为乃指肺脏，"大脏，肺脏也，肺脏之形，大如四脏，故曰大脏"，但各脏寒热病均刺于肺脏，显然不符合脏腑辨证的原则。马莳提出"五脏为大脏"，张景岳亦持此观点。后人吴崑《内经素问吴注》虽将"大脏"注为"本脏"，认为"寒热之气深，而专于一脏者，求其本脏而刺之"，但其本质上已经等同于马莳所认为的"五脏"了。五脏各有寒热之病，在《内经》中多有论述，如《素问·大奇论》有"寒热独并于肾"，《灵枢·邪气脏腑病形》有"肺脉……微急为肺寒热。脾脉……小甚为寒热"的记载。由此可见，马莳所认为的五脏寒热病是有理论依据的。在这种认识论的基础上，马莳强调"刺五俞即所以刺大脏也"，因邪气迫近脏腑，而五俞为五脏脏气聚会之所，故取肺俞、心俞、肝俞、脾俞、肾俞作为治疗五脏寒热的腧穴，且针刺之时"无问其数，必使腹中寒热去而止针"，但须浅刺，不宜出血过多，唯恐伤及脏器。

（五）五脏病

《素问·藏气法时论》中所载五脏病有虚实之分，马莳根据症状部位属于哪一脏腑经脉循行所过，或循经取穴，或选择其表里经的腧穴，或是根据经脉与脏腑连属关系，选择相应的其他经络上的腧穴加以治疗。

1. 肝病

马莳指出，肝经循行布胁肋，抵少腹，故肝气实则"两胁下痛，以下引小腹"，肝脉上连目系，故肝气虚则"目䀮䀮无所见，耳无所闻"；又肝脉自目系上出额，与督脉会于颠顶，故肝气厥逆于上则"头必痛"。肝胆互为表里，经脉之气相通，足少阳胆经支脉从耳后入耳中，出走耳前，至目锐眦后。若是肝经受邪，传至胆脉，则"耳聋不聪，而颊又肿也"。若是厥阴经气不足，则少阳经气亦为之虚少，则出现"耳目无所见闻"等症状。治疗时应同时针刺足厥阴肝经经穴中封及足少阳胆经经穴阳辅。若是肝气有余之实证，则更可针刺出血以上两个腧穴。

2. 心病

与肝病相同，心病亦有虚实二端。心与小肠互为表里，又心包代心受邪，手少阴心经下出腋下，手太阳小肠经绕肩胛、交肩上，而手厥阴心包经的分支从胸出胁、下腋下、循手臂。因此，当心受邪气侵害时，以上胸胁、膺背、肩胛、两臂皆可出现疼痛，这是邪气有余的实证。而手少阴心经自心下膈、络小肠，手厥阴心包经支行的经脉循胸出胁，故心气不足时，也可出现胸胁、腰背疼痛的症状，这是正气不足的虚证。马莳强调治疗时也应同时针刺手少阴心经经穴灵道及手太阳小肠经经穴阳谷，对于实证也可采用针刺舌下廉泉出血的方式。若是还同时兼有其他症状，也可选择手少阴心经阴郄穴点刺放血。

3. 脾病

马莳认为，脾五行属土而主肉，因此身重、善饥、肌肉痿弱无力都属于脾病的范畴。脾病足不收，脚下痛，所涉及的经脉有三：一是足太阴脾经，其起于足大趾端，循趾内侧，上内踝前缘；二是足阳明胃经下足跗，入中趾间；三是足少阴肾经起于足小趾下，斜向足心。因此治疗以上属脾实证的症状，马莳强调除针刺互为表里两经的脾经经穴商丘与胃经经穴解溪之外，还应加刺足少阴肾经的经穴复溜，以针刺出血的方式，驱邪外出。对于脾虚证所出现的腹满、肠鸣、消化功能低下，也取上述腧穴进行针刺，但仅可行补法，切忌出血，因为"虚则补之，又非可以出血治也"。

4. 肺病

肺主气司呼吸，主皮毛，因此邪气亢盛的喘咳逆气、汗出，或是正气虚少所致的少气不足以息等均属于肺病的表现。但《素问·藏气法时论》肺病条文言其还有"尻、阴、股、膝、髀、腨、胻、足皆痛……耳聋嗌干"等表现，马莳从后文治疗"取其经太阴、足太阳之外厥阴之内"着手，指出"足太阳之外，足厥阴之内，即足少阴之脉也"，认为应该是足少阴肾经病的表现，从经脉循行上看，足少阴脉"从足下上循腨内，出腘内廉，上股内后廉，贯脊"，其循行通过从足至阴股的下肢部位，肺金能生肾水，当肺受邪所害时，亦必累及其子，从而出现阴股及下肢皆痛的症状，此属实证。而肺脉会于耳中，肺虚则耳聋；肾脉循喉咙，夹舌本，"肺虚则肾脏不足以上润于嗌"，因此出现耳聋咽干的症状，此属虚证。对于以上症状的治疗，马莳认为当取手太阴经穴经渠及足少阴经穴复溜，实证可施刺血之法，虚证则以补法为主。

5. 肾病

马莳指出，肾主骨，故肾病则骨不能用，肾脉直行的分支上贯肝膈，入肺，因此肾病亦可出现汗出、恶风、咳喘症状，这些均是肾受实邪入侵所致。当肾气不足时则胸痛，而肾脉自小腹上行大腹，故小腹、大腹也可出现牵连作痛的症状。此外，由于肾与膀胱相表里，膀胱经从项下行至足，肾气不足，膀胱经气也不能盛行于足，因此足部出现清冷气逆的表现。治疗时应当针刺足少阴肾经经穴复溜及足太阳经经穴昆仑，实证采用刺血的方式，虚证则以补益手法为主。

（六）邪在脏腑

邪气侵入脏腑后使脏腑的功能出现失常，从而表现出不同的症状。《灵枢·五邪》及《灵枢·四时气》中，就有关于邪气在肺、胃、肝、肾、心等不同脏腑从而导致疾病发生的记载。马莳在注解上述条文时，一一指明了邪在脏腑所应针刺的部位。

如邪气侵犯肺脏时，由于皮毛为肺之外合，因此出现皮肤疼痛、寒热、气喘、汗出的症状。肩部为肺脉循行所过之处，当邪气致肺经经气不利时，则可出现咳嗽引动肩背的现象。关于本病的治疗，除取刺本经的云门、中府穴外，《灵枢·五邪》言还可取"背三节五脏"。马莳认为，这里的"三节"是指肺俞，"五脏"则指心俞。

当邪气侵犯肾脏时，可出现骨骼疼痛、痛无定所的"阴痹"证。马莳认为，这就是《素问·痹论》中寒盛所致的痛痹，又或是后世认为的白虎历节风，即痛风病。此外，由于肾脉及与其相表里的膀胱经经脉循行所过，邪气犯肾又可出现眩晕、大便难、腰肩背颈项作痛等症状。治疗时除取涌泉、昆仑穴外，若是兼见汗如注出、心烦意乱的症状，则再取手少阴心经腧穴。

当邪气侵犯心脏时，不论是邪气有余或是正气不足，均可出现心痛、善悲、时或眩晕昏仆的症状，则取穴手少阴心经神门穴以各行补泻之法。

（七）咳喘上气

《内经》中关于咳喘上气的条文，散见于《灵枢》《素问》各篇之中，包括咳、喘、哮等证。马莳认为，气乃肺之所藏，咳喘上气的表现，当如《灵枢·本脏》云："肺虚则鼻塞不利，少气。实则喘喝，胸盈仰息。"因此当根据病情的虚实，补泻各异。"气有余者，则审其有余之在肺经，而泻其经隧，无得伤经出血及泄其营气也。气不足者，则审其不足之在肺经，而补其经隧，虽卫气亦不泄之斯可也"。如气满喘促，应当取足太阴脾经的隐白穴，属虚寒不足者则久留其针，属实热者则疾去其针；如喘而喉中有哮鸣音的，则取刺任脉天突穴。

（八）泄泻

泄泻是大便稀薄、次数增多的病证。马莳认为，引起泄泻的原因有很多，其病在胃肠，与脾、肝、肾关系亦十分密切，强调在针刺治疗的时候亦当选取各经相应腧穴以加强疗效。如《素问·四时气》有"飧泄，补三阴之上，补阴陵泉，皆久留之，热行乃止"的记载。马莳从"皆久留之"的"皆"字着眼，认为此"三阴"所指有二：一是指足太阴脾经，由于脾气不足，升降失常，清浊不分，导致完谷不化、久泻不止的飧泄之证，因此选取脾经合穴阴陵泉加以针刺；二是指三阴交穴，该穴"乃足三阴脉气之所交，宜补之"。又如《灵枢·脏气法时论》有"脾病者……虚则腹满肠鸣，飧泄食不化，取其经太阴、阳明、少阴血者"的条文，马莳认为，当取足太阴之经穴商丘及足阳明之经穴解溪以健脾化湿、通调肠胃，取足少阴之经穴复溜以补肾中之阳，至于手法则以补法为主，原文中的出血法乃为脾病实证而设。

（九）霍乱

霍乱是以起病骤急、猝然发作、上吐下泻、心腹疼痛为特征的疾病，因其病变起于顷刻之间，挥霍撩乱，故名霍乱。马莳认为，该病是"脾气上逆而厥"，脏腑经络气机逆乱所致。所谓"乱"当与"顺"之义相反，即"清气宜升，当在于阳，反在于阴。浊气宜降，当在于阴，而反在于阳……其气逆行，乃清浊相干"，当"乱于肠胃"之时，则发霍乱之证。故治取脾经络穴公孙，以该穴别走足阳明胃经，为八脉交会穴之一。此外，亦可针刺足太阳膀胱经的志室、胃仓及意舍穴等处，或刺足太阴脾经之输穴太白及足阳明胃经之输穴陷谷，共谋温中清热、疏调脾胃气机之功。若是刺之邪气仍然逆行不下，还可取刺足阳明胃经之足三里穴。

（十）水肿

按照《素问·水热穴论》的记载，治疗水肿病的"水俞五十七处"，分别是"尻上五行行五者，此肾俞""伏兔上各二行行五者，此肾之街也""踝上各一行行六者，此肾脉之下行也，名曰太冲"。但对于以上各处均为何穴，却语焉未详。马莳注解此节最大的贡献，在于明确了其具体的腧穴。他强调："肾属水，治肾水之腧有五十七穴者，积阴之所聚也，其腧皆水从所以出入之处。"所谓"尻上五行行五者，此肾俞"乃中行督脉，旁二行是足太阳膀胱经，左右各一，共四行，与前者督脉总计五行。由于肾与膀胱相表里，故不称膀胱而称肾俞。督脉五穴分别为脊中、悬枢、命门、腰俞、长强；次行足太阳膀胱经五穴分别是大肠俞、小肠俞、膀胱俞、中膂俞、白环俞；又次行足太阳膀胱经五穴分别是胃仓、肓门、志室、胞肓、秩边。五行五穴，总共二十五穴。所谓"伏兔上各二行行五者，此肾之街也"，是指"肾脉所通之街"，夹中行任脉两旁五穴是中注、四满、气穴、大赫、横骨，又次行五穴指外陵、大巨、水道、归来、气冲，左右对称，共二十穴。所谓"踝上各一行行六者，此肾脉之下行也，名曰太冲"，是由于肾与冲脉"并皆下行于足，合而盛大，故曰太冲"，其六穴分别是太冲、复溜、阴谷、照海、交信、筑宾，左右对称，共十二穴。"凡此五十七穴者，皆阴脏之阴络，水之所客处也，故治水者，治此诸穴耳。"

对于风水一证，马莳强调须病人出现周身浮肿、皮色或黑或白而不黄、目下肿亮、肤如凝脂时，方可确诊。且在利水渗湿的同时，亦应加入一些风剂，如用羌活以入膀胱，用独活以入肾，用防风以行四肢，用苍术发表，用干葛、白芷以入阳明，用柴胡以和解表里，甚则用十二经引经药，方可获得良效。否则如"后世只知水肿，不知有风水之义，但知利水而并不用风药，此朱丹溪治水肿法诚有未全，后世循法用之，致人夭枉者不知几千万人也"。至于针刺之法，则取上文水俞五十七处加以治疗。

对于有水无风之水肿，《灵枢·四时气》言"先取环谷下三寸"，马莳认为各经均无环谷穴，仅足少阳胆经有环跳穴，故考虑可能是环跳穴下 3 寸的风市穴，更因《针灸聚英》对于风市穴的主治记载不详，猜测其乃"姑缺之以俟知者"。针具选用九针中的铍针，反复直刺肿胀部位的皮肤，隔日一刺，待水气尽去，则皮肤肌肉恢复坚硬如初，方可止针。

（十一）癃闭

马莳认为，本病的形成主要与三焦、膀胱气化失司，脾、肝、肾等脏腑功能失调密切相关，其病机也可大致分为两类：一是下焦邪气盛实。如"胞中热极，乃移热于膀胱，则为癃""膀胱不利则为癃""（三焦）实则为病闭癃"。马莳创前后三焦之说，前三焦乃有名无形之上、中、下三焦，而此处三焦，则是指后三焦而言，即有名有形的六腑之一，其合于右肾，与膀胱共司小便。当膀胱、三焦为邪气困阻，气化不利，决渎失司时，其癃闭症状多伴有小腹疼痛而腹部肿胀。二是脏气失调。如"肝气壅滞者……故胀满不得小便也"。此外脾失升降、肺失宣降、肾不化气，均可导致癃闭的发生，其各自的症状亦当有所区别。如肝气不调所致癃闭，则伴见头晕目眩、两胁及少腹胀痛等症状；脾气壅滞所致癃闭，则兼见身痛体重、纳少脘胀等症状；肺气不利所致癃闭，兼见喘咳等症状；而肾不化气所致癃闭，则多见腰膝酸痛、畏寒肢冷等现象。

至于治疗，马莳认为当首调三焦及膀胱之气，用长针深刺督脉骶骨之上，又按《灵枢·四时气》提出的"取之太阳大络"，提出当针刺足太阳膀胱经络穴飞扬。在这里值得指出的是，历代注家对于"太阳大络"的看法不同。如马莳、李时珍等从"络"字着眼，将其理解为络穴（飞扬）之义。也有不少医家认为当是指委阳穴。如杨上善云："足太阳将原气别使三焦之气，出足外侧大骨下赤白肉际陷中为原，上踝五寸，别入贯腨肠，出委阳，并太阳之正，入腹络膀胱。下焦即膀胱也。原气太阳络于膀胱，节约膀胱，使溲便调也。"从功效主治上看，飞扬穴为足太阳少阴之络穴，可沟通司人跷捷的阳跷脉与阴跷脉，针刺此处可使人健步如飞，多用于治疗下肢痿痹不遂，但考诸历代经典并无治疗癃闭病的记载。反观三焦的下俞，是足太阳膀胱经的别络，其脉气由委阳穴并入足太阳膀胱经的正脉，入内络于膀胱，以约束下焦，因此委阳穴的主治证也就包括了小便不通等有关三焦气化不利而属于膀胱的病证。马莳意识到了这一情况，故其在注解"太阳大络"为飞扬穴的同时，亦附以小字，提出亦当取委阳穴疏泄三焦之气，充分体现出其认真谨慎的学术态度。与此同时，亦当选择相关部位进行针刺或刺络出血，以调整肝、脾、肾的功能，从而促进三焦及膀胱气化功能的恢复，如其谓："膀胱与肾为表里，当取肾经之照海穴以刺之，乃阴跷脉气所发也；及肝经之大敦穴，在足大趾外侧之三毛上；及二经之有血络者，皆取之出血。"若是出现少腹肿痛波及胃脘的兼证，则应如《灵枢·四时气》的记载，取刺足三里穴。

（十二）头痛

《内经》有真头痛与厥头痛的区别。马莳认为，所谓厥头痛乃"邪气逆于他经，上干于头而痛也。其气不循经隧，而有逆行之意，故亦名之曰厥"；所谓真头痛乃"邪气专入头脑而痛，非由他经所干也"。针刺治疗头痛时，马莳以玉枕穴为首选。对"有厥头痛者，贞贞然而不移，其头甚重而痛，当泻头上之五行……又先取手少阴心经，后取足少阴肾经"。其取穴分别是中行督脉的上星、囟会、前顶、百会、后顶，其次为两旁足太阳膀胱经的五处、承光、通天、络郄、玉枕，再次为两旁足少阳胆经的临泣、目窗、正营、承灵、脑空等穴。刺此二十五穴可泄越上逆之气，但须在针刺之前取刺手少阴心经以泄热邪，又当在刺二十五穴之后以补法针刺足少阴肾经以壮肾水。

（十三）胁痛

马莳指出足厥阴肝经上贯膈、布胁肋，少阳胆经之络循胁分布，故胁痛多为肝胆病变，针刺时以疏调肝胆经气为主。若"两胁下痛，以下引少腹，其气实则善怒"，是肝经邪气有余的实证，故以泻法针刺足厥阴肝经的中封穴与足少阳胆经的阳辅穴。若胁痛属胆络为病，则以缪刺法"刺足小指之次指爪甲上与肉交者，即窍阴穴也"，以疏通足少阳胆络之气。

（十四）腹满

《内经》强调需根据腹满的部位及不同的兼证，选择相应的经络加以治疗。其将腹部分成小腹与大腹两个部分。当小腹满胀时，患者多出现小便不利，恶寒发抖，时有寒热往来等症状，应取刺足厥阴肝经。若是大腹胀满，虽也可出现大便不通的症状，但也应区别对待，如病人腹部胀大向上影响到胸胁喉咙，出现喘促气粗、喉中喝喝有声者，应当取刺足少阴肾经；如病人腹满兼见饮食不化、腹中鸣响，则当取刺足太阴脾经。若腹部突然胀满，用手重按也不能令之凹陷者，马莳注云取刺手太阳经的络穴支正、胃之募穴中脘以及足太阳膀胱经之肾俞穴。

（十五）腰痛

马莳云："后人不知诸经皆能腰痛，而止曰肾虚者浅矣"，批驳了后人多以肾虚论治腰痛的肤浅认识，强调了各经病变皆能引发腰痛。如注解《素问·刺腰痛》，膀胱经腰痛多表现出"痛引项脊尻背如至重状"，视物不清等，治疗当刺足太阳膀胱经的委中穴及昆仑穴以致出血。但膀胱属水，春季木旺而水衰，故春时治疗该类病证则不应使用该法。胆经腰痛多表现为皮下刺痛，腰部不能旋转屈伸，治疗时当刺箭骨上端之足少阳胆经阳陵泉穴以致出血。因胆属木，夏季火旺而木衰，因此不可使用该法。胃经腰痛多表现为痛而不可转侧，患者多较为悲观，治疗时当刺足三里以致出血。因胃属土，秋季金旺土衰，故不可使用该法。脾经腰痛多牵引少腹作痛，肋下空软处络脉拘急，不能仰伸而喘息等，治疗时当刺足太阳膀胱经之下髎穴，左右缪刺。肾经腰痛多牵引腰脊内侧作痛，治疗时当针刺足少阴肾经复溜穴以致出血，但不可出血过多，否则易伤及肾气，春季亦不宜出血。肝经腰痛多腰部经筋拘挛紧张，如张弓弩之弦，治疗时当针刺本经蠡沟穴。

腰痛出现痛处或寒，或热，或兼喘的症状，当根据腰部是否可以转动而分别加以治疗。所取腧穴，若是腰部疼痛不能转动，腰中寒痛者针刺足阳明胃经阴市穴；腰中热痛者针刺足太阴脾经之地机穴；若是腰痛时伴见中热而喘的症状，针刺足少阴肾经的涌泉、大钟穴。若是腰部虽有疼痛，但不影响转动，仍回顾自如的，寒痛者针刺足太阳膀胱经与足阳明胃经之穴；热痛者针刺足厥阴肝经之穴；腰痛伴见中热而喘症状者，除针刺足少阴肾经涌泉、大钟穴外，还应加刺足太阳膀胱经的委中穴；腰痛可转动却不可俯仰者，针刺足少阳胆经之穴，等等。再如，腰痛而兼现大便不畅时，针刺足少阴肾经之涌泉穴；兼少腹满则针刺足厥阴肝经之太冲穴；腰痛如折，不能俯仰者，则针刺足太阳膀胱经之束骨、昆仑、仆参诸穴。

此外，《素问·刺腰痛》记载了一些特殊脉，如解脉、同阴之脉、阳维之脉、衡络之脉、会阴之脉、飞阳之脉、昌阳之脉、散脉、肉里之脉等。其脉气不利也能令腰部出现疼痛的症状。如解脉是足太阳膀胱经在背部别行的分支，马莳谓："此节虽言解脉，其实是膀胱经腰痛也。"指出解脉腰痛的本质是膀胱经腰痛，伴见痛引肩背、视物不清、小便自遗等症状，治疗解脉腰痛时需针刺委中及委阳穴部位以致出血，待血色由黑转红时，是瘀血尽出的标志，此时止针方可驱邪而不伤正气。又如同阴之脉，腰痛的本质是足少阳胆经腰痛，其表现为痛如针居皮肤之内、局部肿胀，治疗同阴之脉腰痛需针刺足少阳胆经之阳辅穴。又如阳维脉腰痛表现为腰痛部位肿胀，因"足太阳者乃其脉气之所发也"，故针刺选穴足太阳膀胱经的承山穴。又如衡络之脉乃足太阳膀胱经在腰部横行的部分，因此衡络之脉腰痛可出现不可俯仰的特点，治取足太阳膀胱经委阳与殷门二穴以刺络出血。再如，会阴之脉腰痛多表现为疼痛剧烈，病人汗出不断，针刺选取足太阳膀胱经之承筋穴以去其瘀血。飞阳之脉腰痛则多表现为肿胀较甚，病人出现悲观甚至惊恐的情绪，针刺时选穴足少阴肾经的筑宾穴。昌阳之脉腰痛则痛引胸膺，视物不清，甚至出现腰强反折、舌卷不能言的危象，治疗时多选刺足少阴肾经之复溜穴。散脉腰痛多表现为"痛则腰下如有横木居其中"、小便自遗等症状，治疗时选刺足太阴脾经的地机穴。肉里之脉腰痛表现为咳则筋缩挛急致腰痛加剧，治疗亦取刺足少阳胆经之阳辅穴。

（十六）膝痛

《内经》成书年代久远，许多描述人体部位的专有名词，其含义已不十分明晰，后人欲仿《内经》经旨之意施行针术时，往往不得要领。故马莳认为掌握《内经》对于人体不同部位描述的概念十分重要，"皆不可不知也"。以膝痛诸证取穴部位举例，就有楗、机、骸关、连骸、辅、腘、关、枕等的不同。马莳认为，所谓"楗"乃"辅骨之上、横骨之下，即髀枢中也"，相当于足阳明胃经的髀关穴；"机"部，即"髋骨两旁相接处"，相当于挟臀两旁骨缝之动处的环跳穴，此穴亦可治疗髀枢疼痛致下肢不能上举者；"骸关"，即"膝骨之分解处也"，相当于膝阳关穴之所在；"腘"，即"腘窝"中的足太阳膀胱经之委中穴；"关"，大致为足太阳膀胱经的承扶穴。对膝部疼痛，不可屈伸，所取之穴为背部足太阳膀胱经的大杼穴；膝部疼痛牵引及骱骨疼痛剧烈的，取足阳明胃经的三里穴外，尚可选刺足太阳膀胱经之荥穴通谷及足少阴肾经之荥穴然谷；膝部酸痛无力者，取穴足少阳胆经络穴光明，等等。

（十七）痹证

所谓痹证，是因风、寒、湿、热等外邪侵袭人体，闭阻经络而导致气血运行不畅的病证。主要表现为肌肉、筋骨、关节等部位酸痛或麻木、重着、屈伸不利，甚或关节肿大灼热等。《内经》中关于痹证的分类颇多，有以风寒湿各有偏盛而成行痹、痛痹与着痹，若是外感风热或风寒湿邪日久化热则成热痹；有按受邪季节与受邪部位的不同，分为皮痹、脉痹、肉痹、筋痹及骨痹；有邪气留连，日久累及脏腑，成五脏痹或六腑痹；因痹证临床表现的不同，又可分为众痹、周痹、阴痹等。痹证虽病因各异，病形不一，但刺痹之法却是相同的。马莳解释说："刺此者，必先切循其足之三阴三阳，视其虚实，及大络之血结而不通，及虚而脉陷空中者，或补或泻而调之，又且熨而通之。其有瘀且坚者，乃转引而行之。"

若是邪在肾脏，就会发生以骨痛为主的阴痹。马莳认为，此即《素问·痹论》中"寒胜者为痛痹也"，相当于后世之白虎历节风或痛风。若是痹病厥气上逆于腹,《灵枢·寒热病》提出治当"泻阳补阴经"。马莳认为,所谓补阴经,当是以补益手法针刺手太阴肺经之天府穴;而泻阳经,则以泻法针刺包括足阳明胃经之人迎穴、手阳明大肠经之扶突穴、手少阳三焦经之天牖穴及足太阳膀胱经之天柱穴在内的手足阳经诸穴。

（十八）痿证

痿证是指筋骨痿软,肌肉瘦削,皮肤麻木,肢体废而不用的一类疾患,临床上以两足痿软、不能随意运动者较多见。五脏各合于皮、脉、肉、筋、骨,而成痿躄、脉痿、筋痿、肉痿、骨痿,但总以"肺热叶焦"为痿证起因。马莳注云:"五脏之痿皆始于肺,而后四脏之痿所由成。"因此五脏之痿也可通称为"痿躄"。痿证虽病发于肺,但其本在阳明。马莳谓:"以阳明虚,则宗筋不能引带脉而为痿也。"此处的宗筋,非《素问·厥论》所云之前阴,而是阴毛中横骨上下之竖筋,其主束骨、利关节、司屈伸,是人体一身上下的大机关。由于宗筋与阴阳各经相会于足阳明胃经的气冲穴,又冲脉与阳明合于宗筋,故"阳明实则宗筋润,阳明虚则宗筋纵",则"治痿独取阳明者宜也"。治疗痿证,当补足阳明胃经,又兼刺五脏痿所病之经,调各经经气,方可尽其全功。马莳一一注明所取腧穴,如治疗筋痿,当"合胃与肝而治之",取足阳明胃经之荥穴内庭、输穴陷谷,兼取足厥阴肝经之荥穴行间、输穴太冲。以此类推,脉痿兼取心之荥穴少府、输穴神门,肉痿兼取脾之荥穴大都、输穴太白,痿躄兼取肺之荥穴鱼际、输穴太渊,骨痿兼取肾之荥穴然谷、输穴太溪,"调其虚实,虚则补之,实则泻之,和其逆顺,补则逆取,泻则顺取,则病已矣"。至于在具体针刺操作时,《灵枢·本输》提出,当"张而刺之",历代注家多以舒展作为"张"字的解释。如张介宾提出"张其四肢而取之",张志聪则径云"当伸舒四体"。而马莳则认为当"提其手足而取各穴",考虑到痿证病者肢体痿弱不能举用,故马莳的注解更符合临床实际。

（十九）体惰

《灵枢·寒热病》有关于体惰病的记载，即"身有所伤，血出多，及中风寒，若有所堕坠，四肢懈惰不收，名曰体惰"。马莳认为，这种身体有伤口，出血较多，又受到风寒侵犯的病证，"近于后世之所谓破伤风"，主要表现为四肢怠惰，不能运动。所取脐下三结交处，即任脉、足阳明胃经与足太阴脾经接交之处，即针刺任脉之关元穴。

（二十）癫、狂、痫

癫、狂、痫均属神志失常的疾病。马莳认为"病在诸阳脉为狂……在诸阴脉为癫""心经受寒，寒与血搏，发而为痫"。

1. 癫病

当癫病欲发之时，多属邪实有余，主要采用刺络放血的治疗方法，根据症状不同，所选用的腧穴也有所区别。如马莳解释《灵枢·癫狂》的具体治疗取穴，若病人感觉闷闷不乐，头重而痛，两目上视，眼睛红赤，待进一步发作时，则心烦急躁不安，颜面部的血色或表情也会产生相应变化。治疗时则取穴手太阳小肠经的支正与小海穴、手阳明大肠经的偏历与温溜穴、手太阴肺经的太渊与列缺穴；若是病人表现出口角牵引歪斜，或口中啼叫呼喊，或喘急惊悸的症状，此时则当取穴手太阳大肠经的偏历与温溜穴及手太阳小肠经的支正与小海穴，采用缪刺的方法，以面部不强急的一侧为病侧，左强攻右，右强攻左；若是病人首先表现为角弓反张，机体僵直仆倒，脊背部疼痛剧烈等症状，治疗时则取穴于足三阴经与手太阳小肠经，足太阳膀胱经取委阳、飞扬、仆参、金门诸穴，足阳明胃经取足三里与解溪穴，足太阴脾经取隐白与公孙穴，手太阳小肠经则仍取支正与小海穴。

2. 狂病

《灵枢·癫狂》曰："狂始生，先自悲也，喜忘、苦怒、善恐者，得之忧饥。"马莳认为："悲者肺之志，忘者心之病，怒者肝之志，恐者肾之志，今诸证皆见，皆得之于忧饥也。"治疗时取手太阴肺经之太渊与列缺穴、手阳明大肠经之偏历与温溜穴、足太阴脾经之隐白与公孙穴及足阳明胃经之足三里与解溪穴。如狂病初发，病人表现为不思睡眠，不觉饥饱，自以为聪明善辩、高人一等，且叫骂声不断、日夜不休。对于这种失去理智的疾病表现，治疗时当取刺手阳明大肠经之偏历与温溜穴、手太阳小肠经之支正与小海穴、足太阴脾经之隐白与公孙穴、手少阴心经之神门与少冲穴及舌下廉泉穴，但取穴时应视其血脉充盛的情况，若是血脉不盛则不可刺。若是狂病因惊恐而得之，则症状表现为言语狂妄，善惊，时时痴笑，喜好唱歌，动作狂乱而不休，则当取手阳明大肠经之偏历与温溜穴、手太阳小肠经之支正与小海穴及太阴肺经之太渊与列缺穴。若是因神气衰少而发狂病者，则多表现为幻听幻视、时常惊叫，治疗时则取穴于手太阳小肠经之支正与小海穴、手太阴肺经之太渊与列缺穴、足太阴脾经之隐白与公孙穴以及两颌部腧穴。若是因过度喜乐伤神而发狂病的，其人多食而不知饥饱，时常出现幻觉遇到鬼神，又冷笑而不出声，治疗时当先针刺足太阴脾经之隐白与公孙穴、足太阳膀胱经委阳、飞扬、仆参、金门诸穴及足阳明胃经足三里与解溪穴，后再取手太阴肺经之太渊与列缺穴、手太阳小肠经之支正与小海穴及手阳明大肠经之偏历与温溜穴。

马莳还根据《灵枢·癫狂》的记载，提倡治疗癫狂疾患时，医者应当与病人相处一段时间，借此观察发病时的情况与变化，从而决定具体的针刺选穴与补泻治疗方案。

（二十一）厥逆

《内经》中所记载的厥逆病是阴阳失调、营卫之气逆乱所引起的病证，较后世以手足逆冷为厥逆范畴更为宽泛。马莳认为，其"乃内伤之证，非由于外感者"。厥逆由于病因的不同，而有寒厥、热厥的差别，由于气机逆乱部位的各异，而有手足厥冷、头晕、头痛、胸满、腹胀、肠鸣等症状的多样，故针刺选穴时亦应有所区别，但总"必待其阴阳气并而后可治之也"。这是由于人体上部属阳，厥逆病发之时下气逆于上，阳气在上有余。若是再用灸法，则阳气随火气入于阴分，阳极伤阴则发为瘖证；若是再用针法，则在上的阳气随针刺而外泄而更虚，阳气虚损到一定程度则出现神志失常而发狂的症状。因此治疗厥逆之证，"必须其阳气从上而降，阴气从下而升，阴阳相并，然后治之，或灸或针，可使全也。"

《素问·厥论》分寒厥、热厥，马莳认为主要是由于足阴阳六经之气有偏盛。其云："三阳经气衰于下，则阳气少，阴气盛，而厥之所以为寒。三阴经气衰于下，则阴气衰，阳气盛，而厥之所以为热。下者，足也。"刺寒热厥病，总的原则为久留针。其云："刺热厥者久留其针，反能为寒而热可去。刺寒厥者久留其针，反能为热而寒可去。"具体针刺方法，根据寒热厥有不同。热厥则"补阴经二次，泻阳经一次，盖阴盛阳退，热当自去也"。寒厥则"补阳经二次，泻阴经一次，盖阳盛则阴退，寒当自去也"。具体选穴为，热厥针刺足太阴脾经及足少阴肾经，寒厥针刺足阳明胃经与足少阳胆经。

因气机逆乱部位与所在经络的不同，其刺法各异。气逆于胫，则出现足部突然发冷，胸部到肠胃部如刀切撕裂般疼痛，心烦胸闷不能饮食，脉象涩滞，或大或小，此时须根据病人体温决定针刺的取穴。若身体温暖，则取刺足少阴肾经筑宾穴；若身体清冷，则取刺足阳明胃经之足三里与解溪穴。气逆乱于腹，出现腹部胀满、肠中雷鸣、胸中满闷、呼吸不利等症状时，当取刺足厥阴肝经之期门与章门穴。此类病人咳嗽时还会出现背部腧穴跳动应手的现象，医者若是按压该处，病人则感觉轻松畅快，此时亦应加刺此处腧穴，以遏止上逆之气。气逆乱于足太阳膀胱经，则出现背部挟脊两旁至头顶疼痛，头部昏沉不能上抬，视物模糊，腰脊强直不能屈伸，当取穴于足太阳膀胱经委中穴，以刺络放血的方式祛邪外出，调整经气的运行。气逆乱于足阳明胃经，则出现胸部胀满、面部浮肿、口唇肿起流涎、突然难以说话，甚至无法失语等症状，当取刺足阳明胃经的腧穴。气逆乱于足少阴肾经，则气上逆于喉咙而出现不能言语、手足清冷、大便不利的症状，当取刺足少阴肾经的腧穴。气逆乱于足太阴脾经，则出现腹中鸣响，攻冲走布，寒气留滞，穀穀有声，大便困难，当取刺足太阴脾经的腧穴。

至于气逆与痹病相合之厥痹证，因"痹病在内，厥气上逆"，由下肢向上波及腹部，应当采取泻阳经补阴经的刺法，阴经穴取手太阴肺经之天府穴，阳经穴取足阳明胃经之人迎、手阳明大肠经之扶突、手少阳三焦经之天牖及足太阳膀胱经之天柱。

（二十二）窍病

所谓窍病，乃邪气干扰空窍，出现欠、哕、唏、振寒、噫、嚏、亸、涕泣、太息、涎下、耳鸣、啮齿（包括啮颊、啮唇）等症状。《灵枢·口问》指出："凡此十二邪者，皆奇邪之走空窍者也。"治疗时当根据邪气在经、在分肉及在奇经八脉的不同，选穴各异。

《灵枢·口问》认为，人有呵欠的表现，是因为阴阳之气相引的缘故。马莳注："欠，气相引也。人之所以欠者，正以上气昼日行于阳经，夜半则行于阴经。阴经专主于夜而行之，夜之时，则必卧。惟卫气之为阳者，主于上行；营气之为阴者，主于下行。兹以阴气积于下，阳气以夜半之时亦在于下，而未得尽上，故阳气乘夜半之后乃相引而上，阴气则相引而下，阴阳相引，故数数为欠也。"由于卫气昼行于阳夜行于阴，在夜半将睡之时，阳气没有尽入阴分而时时引阴气上行，阴气在下则时时引阳气下降，阴阳相互之间上下牵引，因此会出现呵欠频频的症状。对其"泻足少阴，补足少阳"的治法，马莳说："彼不寐而多为欠者，以足少阴肾经有邪，故不能寐……阳跷虚，故多欠。"故针刺时当取足少阴肾经之照海穴以行泻法，取足太阳膀胱经之申脉穴以行补法。

《灵枢·口问》认为，人之所以有哕证，是因胃受寒邪、正邪相攻所致。马莳注："今有寒气之故者在于胃中，而又有谷气之新者以入于胃，则新故相乱，真气与邪气相攻，彼此之气，并而相逆，所以复出于胃而为哕也。"由于中焦受寒气侵犯，则新入的饮食水谷精微因阴寒凝结，不能上注肺脉，与之前化生的水谷之气滞共同留于胃中，寒热不能调和，正邪相互攻冲，合而上逆，因此造成哕声连连不断的症状。对其"补手太阴，泻足少阴"的治法，马莳认为因哕属肺，故当取手太阴肺经腧穴以补之，又取足少阴肾经腧穴祛除寒邪。

唏，《灵枢·口问》云："此阴气盛而阳气虚，阴气疾而阳气徐，阴气盛而阳气绝，故为唏。"马莳引《释文》中"哀痛不泣曰唏"，认为这种心中悲痛却无法哭泣症状，是由于阴气盛疾、阳气虚绝之故。其谓："人之所以唏者，以阴气反盛且疾，阳气反虚且徐且绝，故为唏耳。"关于本病的治则，据"补足太阳，泻足少阴"而强调"宜补阳而泻阴"，取足太阳膀胱经上阳跷脉脉气所出的部位以补之，大致是足太阳膀胱经的申脉穴处，又取足少阴肾经上阴跷脉脉气所出的部位以泻之，大致是足少阴肾经的照海穴。

振寒是"身寒而振动"的样貌，据《灵枢·口问》"寒气客于皮肤，阴气盛，阳气虚……补诸阳"，马莳认为温补各阳经，令阳气盛而阴气自衰。

嚏即喷嚏，对治疗所取"眉本"，马莳引《针灸聚英》中关于攒竹穴"主风眩嚏"的记载，认为则当针刺足太阳膀胱经位于眉本处的该穴。

所谓亸，马莳认为乃"首身下垂而不能举也"，即头身下垂，萎靡不振，不能抬举之意。据《灵枢·口问》之论，解释此病因于胃气虚衰，由于胃为五脏六腑之海，胃虚则诸脏不足，脉气亦虚，筋脉懈惰，又加上房事过度，导致元气耗伤所致。他驳斥《针灸甲乙经》中因"亸"与"躲"音同，而将之解释为"避"的错误，认为"亸必有定所，且有分部"，治疗时应根据下垂的部位，在其分肉之间施行补法。

人因悲哀而涕泪皆出，马莳据《灵枢·口问》，认为乃"出于目，本于心，形于口鼻"，心为五脏六腑之主宰，眼目为宗脉所聚之处，又是泪、涕、涎等水液上升的通路，而口鼻二窍为气出入人体的门户，"故凡悲哀愁忧者，则心主动，而五脏六腑随之以摇，摇则宗脉动而液道开，泣涕之所以出也"。且涕泪为津液的一种，具有渗灌精微濡润全身空窍的作用，故头部液道开张，则涕泪由此而出，这是正常的表现。但若是悲哀较甚，哭泣不止，涕泪流出太多，则津液亏竭，不能濡润眼目，则"泣不止而液竭，精不灌而目盲，其名曰夺精"。对治疗夺精病补足太阳膀胱经之天柱穴，引《针灸聚英》："目觉眈眈，急取养老、天柱。"

太息，《灵枢·口问》曰："忧思则心系急，心系急则气道约，约则不利，故太息以伸出之。"马莳认为"人之心皆有系"，唯独忧愁思虑则使系于心的脉络紧急，从而使气道受到约束，进一步影响气机的流通，令其抑郁而不通利，出气不利则时时长吁短叹，好太息使满闷的气机得以疏通伸展。故治疗太息取手少阴心经、手厥阴心包经及足少阳胆经，久留其针以为补法。

人之所以会出现流涎不止的症状，《灵枢·口问》曰："饮食者，皆入于胃，胃中有热则虫动，虫动则胃缓，胃缓则廉泉开，故涎下。"马莳认为，这导致"胃气之在上脘者，势缓而不下降，所以在上之廉泉开而涎下也"。治疗补足少阴肾经，通过滋阴使任脉经气从下而盛，则上部的廉泉穴脉气疏通，涎水自内而下，不妄自外溢。

（二十三）五乱

《灵枢·五乱》有五乱证的记载，即气乱于心、肺、肠胃、臂胫及头所致的五种病证。马莳据经文认为，"夫脉与四时而相合，夫是之为顺也。惟清气宜升，当在于阳，反在于阴；浊气宜降，当在于阴，而反在于阳。营气阴性精专，固顺宗气以行于经隧之中，卫气阳性慓悍滑利，宜行于分肉之间。今昼未必行于阳经，夜未必行于阴经，其气逆行，乃清浊相干。"此即脏腑之气悖逆，营卫不调，清浊混淆，相互扰乱，是形成五乱病证的主要原因。针刺治疗五乱病证须以导气为主，不必拘泥于补泻手法。其解释说："今治五乱者，则其针徐入徐出，导气复故而已，不必泥定补泻之形，以其精气相同，非真有余与不足也，不过乱气之相逆耳，何必以补泻为哉？"对其治疗所取各经输穴与荥穴加以具体说明，如治疗心烦不语、低头静卧之气乱于心证，穴取手少阴心经输穴神门以及手厥阴心包经输穴大陵；如治疗俯仰喘息、口中喝喝有声、两手交替按压胸部以助呼气之气乱于肺证，穴取手太阴肺经荥穴鱼际与足少阴肾经输穴太溪；如治疗吐泻交作、挥霍缭乱之气乱于肠胃证，穴取足太阴脾经输穴太白与足阳明胃经输穴陷谷，若是针刺后阴阳之气还是逆行不下，则加刺足阳明胃经之足三里穴；如治疗四肢厥冷之气乱于臂胫者，则当先针刺足部或臂部血脉以致出血，而后根据阴阳气逆乱部位的不同，在臂则刺手阳明大肠经荥穴二间、输穴三间与手少阳三焦经荥穴液门、输穴中渚，在足则刺足阳明荥穴内庭、输穴陷谷以及足少阳胆经荥穴侠溪、输穴临泣；若是治疗头部沉重、眩晕昏仆之气乱于头证，则穴取足太阳膀胱经天柱与大杼穴，若是未能见效，则加刺该经荥穴通谷、输穴束骨。

（二十四）卫行失常

卫气是饮食水谷精微中慓疾滑利的部分，如《素问·痹论》所曰："卫者，水谷之悍气也，其气剽悍滑利，不能入于脉也，故循皮肤之中，分肉之间，熏于肓膜，散于胸腹。"当卫气运行失常，不能循常道而行，则可导致疾病的发生。马莳谓："今卫气不能行于皮肤肓膜，而乃留于腹中，蓄积不行，郁蕴不得常所，使人在旁病于肢胁，在中病于胃中，则为胸为腹，在其中矣。"据《灵枢·卫气失常》所论，卫气运行失常致病，主要表现为胸胁或胃脘部胀满、喘促息粗、气逆向上等，治疗时当首辨卫气留滞于何处，选取适当的腧穴施以针刺补泻。如卫气积于胸中，当取足阳明胃经大迎穴以及任脉天突、廉泉穴；积于下腹，则泻足阳明胃经足三里与气街穴；若卫气同积胸腹，则上下皆满，在刺前穴的基础上，再取体侧部足厥阴肝经章门穴；若是病情严重，则"攒针以刺之"，即《灵枢·官针》中之所谓合谷刺法，一针直刺后再左右斜刺，"如鸡足之状"。

（二十五）血证

马莳谓："鼻中出血曰衄，血至败恶凝聚，其色赤黑者曰衃。"解释了血证治疗时的具体取穴。若是鼻衄成衃，出血较多，针刺足太阳膀胱经之委中穴以出血，若是出血较少，且为色黑之瘀血，则取手少阴心经通里穴以刺之。下血，即大便出血，马莳认为这是由于肝不能纳血之故，故针刺足厥阴肝经之曲泉穴以疏调经气、补肝养血。

（二十六）疝

《内经》中有多处关于疝的记载，包括狐疝风、肺风疝、脾风疝、心风疝、肺疝、心疝、肾风疝、肝风疝、妇人癫疝、男子癫疝、厥疝、癀疝、疝气等。马莳认为疝病病因较为复杂，如《素问·四时刺逆从论》有肺风疝、脾风疝、肾风疝、肝风疝的记载，其脉象虽各不相同，但总之以"外感之邪也"，强调乃因外感时邪客于五脏得之。又如"小腹间痛，而大小便皆难，其病名疝，得之寒气所致也""寒湿……积于支肤则为肝痹，积于小腹睾丸则为疝"等，乃疝病因于寒湿之故。再如《素问·大奇论》有"三阳急为瘕，三阴急为疝"的描述。马莳认为，王冰注解将瘕辨为血证、疝辨为气病的观点有误，"当知二病为气血相兼也"，指出疝病亦因气血不调而得之。

根据疝的具体症状不同，选择相应的针刺取穴。如其云："心疝，心气有所积也，其病当在少腹，少腹者小腹也。盖以心与小肠为表里，而心为阳中之少阳，乃牡脏也，小肠为心之使，则小肠既在少腹，故少腹当有形耳。"治疗时取足太阴脾经与足厥阴肝经之血络，"尽刺去其血可也"。又阴囊、睾丸或少腹部肿胀作痛，如癫疝"小腹控卵肿急绞痛也"或足厥阴之络"病气逆，则睾丸肿胀而卒成疝气"等，由于此处多为任脉及肝经循行所过，故穴取以上二经，视疝病虚实症状的不同，补泻各异，如其谓："肝经之络穴蠡沟，去内踝上五寸陷中，别走足少阳胆经，以肝与胆为表里也。经于足胫，以上于睾丸，结于茎垂。其病气逆，则睾丸肿胀而卒成疝气。邪气有余而实，则睾为挺长；正气不足而虚，则为暴痒，皆当取此穴以治之也。"亦可以取穴大敦，采用缪刺之法，如其云："令人卒暴疝痛也，当刺足大指爪甲上与肉交者大敦穴，左右各一痏，男子立已，女子少顷亦已。左痛者取右足之大敦。"右痛者取左足之大敦。"此均旨在于降逆气、通脉络。还有因少腹疼痛剧烈，出现二便排泄异常者，如疝瘕"少腹烦冤作热而痛，其所出者白色，溲出白液也"，又如寒疝"小腹间痛，而大小便皆难"，再如狐疝乃因"狐夜不得尿，日出方得，人疝有昼形夜隐者相似"而得名。治疗时以调补任督二脉为主，取气冲穴以平冲降逆，通利二便，或取曲骨、阴交穴以调任、平上冲之气。

（二十七）痈肿

对《灵枢·刺节真邪》"凡刺痈邪无迎陇，易俗移性不得脓，脆道更行去其乡，不安处所乃散亡。诸阴阳过痈者，取之其输泻之"之句，马莳注云："凡刺痈邪，无迎其气之来隆，所谓避其来锐者是也。如易风俗，如移性情相似，须缓以待之。若不得脓，则揉以脆之，导以行之，去其痈肿之乡，彼当不安处所，乃自散亡矣。凡诸阴阳经之有病生痈者，取其本经之输穴以泻之，如手太阴输穴太渊之类，手阳明输穴三间之类。""刺其腐上，痈小者则浅其针，大者则深其针。"解释了针刺痈肿，不可迎着痈邪的锐势妄用泻法，应该耐心进行，视肿势大小、轻重、新久，采取相应的手法。若是痈毒尚浅，还未化脓，则当行揉按其坚实之处，令其由坚转软，或以导引等法令经气复通，运行自如，使痈邪离开盘踞的所在、逐渐消散而不能为病。若是脓毒已成，则一方面视肿胀大小，针刺当取肿胀局部；若是痈肿轻浅，则浅入其针，不宜出血过多，以免伤及正气；若是痈肿严重，肿势散漫，则应当深刺而多出脓血，祛邪务尽。另一方面，根据痈肿部位的经脉循行，取本经输穴以泻之，如肺痈取手太阴肺经太渊穴，或肠痈取手阳明大肠经三间穴等。

对不同痈肿部位及症状，马莳说明了其具体选针取穴。如《素问·通评虚实论》论"痈"，言"痈不知所，按之不应手，乍来乍已，刺手太阴旁三痈与缨脉各二"。痈肿早期，尚未成脓，痛处游移不定，时痛时止，按之不应，其针刺足阳明胃经气户穴3次与颈旁人迎穴各2次；"掖痈大热"，为腋下生痈，肿势较甚，伴现高热症状，则针刺足少阳胆经渊腋穴5次，若是未能奏效，则再取手厥阴心包经天池穴，手太阴肺经经渠穴、列缺穴以及手太阳小肠经肩贞穴各 3 次；"暴痈筋缓，随分而痛"，为突发痈肿，出现分肉筋络牵引作痛、汗出不止、小便不通等症状，则取刺痈肿部位所过经络之腧穴，如取手太阴肺经列缺穴等。《素问·病能论》"有病颈痈者，或石治之，或针灸治之"，是说颈部痈肿，根据病情轻重，分别用小针行气或大针泻脓之法。对《灵枢·上膈》的下脘部之痈，解释其刺法为先轻按肿胀部位，明确气行的方向，先用针浅刺痈肿周围，然后逐渐深入，反复3 次，痈浅刺浅，痈深刺深，刺后又以温熨之法，使热气深入，散除寒邪，使邪气渐衰，痈肿得除。再辅以禁忌之要，减少房事，恬淡其心，节其饮食，以咸苦之味，令痈毒从大便排出。

（二十八）瘰疬

瘰疬因与鼠颈腋部多有结块相类似，故又名鼠瘘。对《灵枢·寒热》针刺该病"去之"的方法，马莳解释道："去之之法……审按其脉道，以取穴而与之针，徐往徐来以去其病，内有小如麦粒者，一刺则知其病之将去，三刺则病自已矣。"即祛除瘰疬之毒，应首先审查瘰疬患部的经络，按照经脉的通路，循经取穴，采用徐缓进出针的补泻手法，祛除内蕴的邪毒。若针下刺到小如麦粒的结块，是针中病邪的表现，故反复多次针刺则邪气尽除，其病可痊愈。

（二十九）疟病

1. 以"痎疟"统称疟病

《释名·释疾病》中，对于疟病的描述是"凡疾或寒或热耳，而此疾先寒后热"，而《说文》有"疟，寒热休作病"的论述。马莳认为这是种"始发所以寒，继而所以热"的疾病，令患者忽而寒栗鼓颔，腰脊俱痛，忽而头痛如破，渴欲冷饮，遭疾病凌虐而受尽千般苦难，故认为此"疟"字是

"虐"的简化字，具有"凌虐之义"。此外，《素问·疟论》首有"夫痎疟皆生于风"的记载，对于此"痎疟"的认识，历代多有不同。如王冰、朱丹溪均认为是"老疟"，其特点是"隔两日一作，缠绵不已"。马莳借《素问·疟论》中痎疟"是以日作"为理由，否定了上述观点，强调"则每日一作之疟亦是痎疟，非必隔两日者乃痎疟也"。此外，《内经》根据疟病发作时症状的不同有风疟、寒疟、温疟、瘅疟之病名，根据发作休止时间不等有每日疟、间日疟、三日疟等的区别。马莳则着眼于"夫痎疟皆生于风"中的"皆"字，强调只要是疟病由于外邪引起，"凡寒疟、温疟、瘅疟，不分每日、间日、三日，皆可称为痎疟也"，即以"痎疟"作为疟病的统称。

2. 认为疟病病因以外感为主

疟病的发生，《素问·疟论》指出："夫痎疟皆生于风。""疟者，风寒之气不常也。"马莳谓之"风寒不常之气"，并据《内经》反对朱丹溪疟病亦可由于痰、食、气虚、血虚的观点，认为疟病"皆由风寒暑三气成疟，而疟后有食、痰、虚证，非食、痰、虚证即能成疟也"。他还驳斥了以符咒治疗所谓"鬼疟"的荒谬做法，"否则疟鬼未附人身之先，将存于天地间何所哉？"

3. 阐发疟病治疗原则

马莳对疟病治疗的最大贡献，在于充实了《内经》中关于疟病刺法的内容，使后人在研读《内经》关于疟病治疗的条文时，有一定的临床操作指南。

（1）疟病治当图早

根据《内经》的论述，马莳解释说"疟本可攻，攻之宜早"。疟病初起之时，阴阳往复，是从四肢末端手足指（趾）部开始的。其云："四末为十二经井荥俞经合之所行，故阴阳相移必从此始。如手大指属手太阴肺经，次指属手阳明大肠经，肺经行于大肠，一阳一阴为之表里，故阳已为邪所行而伤，阴必从之而行。"并解释《内经》用绳子紧束四肢之末的方法，是要在邪气尚未往复出入之时，使邪气不得由此及彼，由内到外。同时查看孙络部充血的情况，若是"邪在孙络至盛且坚者"，要用刺络放血的方式加以治疗，令真气来复，邪气不能并行于其他表里经络。

（2）疟病治疗当取寒热自衰之时

马莳强调针刺治疗疟病有三禁：第一是热盛，第二是脉乱，第三是汗多。这是根据《素问·疟论》中"无刺熇熇之热，无刺浑浑之脉，无刺漉漉之汗"加以总结而来的疟病禁刺观。其云："无刺熇熇之热，熇熇者，热盛如火也；无刺浑浑之脉，脉以邪盛而乱也；无刺漉漉之汗，漉漉者，汗大出也。"之所以上述三者不可施针，是恐伤其正气。马莳认为，若是阳入于阴，则三阳虚，在里的阴气盛，病人出现恶寒战栗、头项疼痛之象；若是阴出于阳，则在里的阴气虚，在外的阳气盛，病人出现大热大渴之证。但疟病之寒，"非汤火之能温"；疟病之热，"非冰水之能寒"，"若疟发而用药，则寒药助寒，热药助热，反益而增其病势矣"。所以针刺治疗疟病，须待疟气未发之前方为有效。而此处所谓疟未发时，并非上文所言疟病初起，是患者恶寒与发热极期已过，阴阳尚未出入相并之时，即《素问·疟论》所谓："须其自衰而刺之。"《素问·刺疟》指出："凡治疟先发，如食顷乃可以治，过之则失时也。"这样的治疗机会非常短暂。马莳解释说："其时候止如一食之顷，或用针，或用药，即可以治之矣。若过此食顷而至于已发，则失时不可为矣。"医者必须抓住机会，方可一发破的。在疟病将要发热前，刺足背足阳明胃经之冲阳穴，用刺血的方法大开其针孔，使得疟邪有路可出，"其疟立可寒也"。若是疟病即将发寒，则当刺手太阴肺经、足阳明胃经、足太阴脾经及手阳明大肠经之荥穴，同样用刺血开针孔的方法，使邪有出路。

4. 详论各种疟病症状、病机及治法

《内经》根据疟病发作时的不同症状，分为风疟、寒疟、温疟、瘅疟等；根据所属脏腑不同，分为肺疟、心疟、肝疟、脾疟、肾疟及胃疟；根据足六经归属不同，分为足太阳疟、足少阳疟、足阳明疟、足太阴疟、足少阴疟及足厥阴疟。马莳于此逐一详加论述。

（1）风、寒、温、瘅疟症状、病机及刺法

①风疟

风疟的症状特征是"疟发则汗出恶风"。马莳根据《内经》记载，认为风疟的病机为夏伤于暑，暑邪内伏，又兼表虚自汗，外感风寒而发，治疗时取足太阳膀胱俞、足阳明胃俞及足少阳胆俞，用针刺出血的方法加以治疗。

②寒疟

马莳根据《内经》论述，解释寒疟是由于疟气潜藏于营卫，随卫气行于手足三阴三阳经所致。其症状表现为："一身毫毛先起，随即呻欠交至，寒栗鼓颔，腰脊俱痛，可谓寒之极矣。及其寒稍过时，则内外皆热，头痛如破，渴欲冷饮，此乃疟疾始终之大略也。"这与阳入于阴与阴出于阳的过程密切相关，正如其所云："正以寒气属阴，风气属阳，今小寒重感于夏，而风气又感于秋，则先感阴气，后感阳气，此所以先寒而后热也。"初发之时，"阳并于阴也……则内之阴气实而外之阳气虚矣"。所谓阳气虚，是指足三阳经经气不足。如足阳明胃经循行于面颊部，经气虚则恶寒战栗而颐颔振动，如足太阳膀胱经从头别下项、挟脊抵腰中，经气虚则腰脊背项痛。三阳经俱虚则阴气胜，内外皆寒，"由是阴气逆极，则复出之阳"，"阳与阴复并于外，则外之阳气盛，而内之阴气虚，阳盛则外热，阴虚则内热，内外皆热，所以发喘而渴，必欲得冷饮以救之也"。

③温疟

与寒疟感于暑而发于秋不同，马莳根据《内经》记载，认为温疟乃"冬中于风而发于春者"。由于冬天感受外寒，寒气侵入人体，藏于骨髓之中，而肾主骨，故温疟所客舍的部位是肾脏。寒邪日久化热，又兼暑邪，两热相合，伤及肾阴，出现"脑髓烁、肌肉消、腠理发泄"等症状。温疟疟邪"始而阴出之阳，则阴虚而阳盛，阳盛则热矣；既而阳气逆极，则气复反入，则阳虚，阳虚则寒矣，故先热而后寒"。可见温疟乃伏邪发病，邪伏于肾，因热透发，症状特点是先热而后寒。至于治疗方法，马莳认为，温疟若发热时出现无汗的症状，则可参照热病五十九刺的方法进行治疗。

④瘅疟

马莳根据《内经》记载，认为瘅疟的病机在于肺热受风，由于肺经素有郁热，气逆上冲，"因有所用力之时，腠理乃开，遂使风寒舍于皮肤之内、分肉之间"。由于表里俱热，所以出现的症状是但热而不寒，热气"内藏于心肺而外舍于分肉"，出现少气、烦冤、手足热而欲呕的症状。

（2）脏腑疟症状、病机及刺法

①肺疟

《素问·刺疟》有"肺疟者，令人心寒，寒甚热，热间善惊，如有所见者，刺手太阴阳明"的记载。马莳认为，肺疟因肺脏疟气盛实而令其"乘所不胜也"，而心气因邪所害而不足，从而出现病人自觉心中寒冷，甚至惊恐或幻视等症状。针刺治疗时，则刺手太阴肺经的列缺穴及手阳明大肠经的合谷穴。

②心疟

《素问·刺疟》有"心疟者，令人烦心甚，欲得清水，反寒多，不甚热，刺手少阴"的记载。马莳强调心疟的症状特点是："惟其热甚，则反寒多，盖热极生寒也。寒既久，则火少衰，所以不甚热也。"即热郁于内而恶寒反甚于外，表现寒多热少之象。由于疟气伏于心，热甚时"心热则烦且甚，故欲得水以救之"。治疗心疟时，马莳按王冰之法取刺手少阴心经神门穴。

③肝疟

《素问·刺疟》有"肝疟者，令人色苍苍然，太息，其状若死者，刺足厥阴见血"的记载。马莳认为，由于"厥阴为阴之尽"，疟邪侵入人体已达很深的程度，身体不能随意运动，故"状若死者"，疟气亦不能舒展，因此病人好太息，而面色苍青，则是肝脏的本色。应当选取足厥阴肝经的中封穴，用刺血的方法进行治疗。

④脾疟

《素问·刺疟》有"脾疟者，令人寒，腹中痛，热则肠中鸣，鸣已汗出，刺足太阴"的记载。马莳认为，由于足太阴脾经的经络循行"上股内前廉入腹，属脾络胃，上膈挟咽"，疟邪犯脾，脾气不运，出现腹痛、肠鸣等症状，而"鸣已汗出"则是热久邪散的表现。治疗时则针刺足太阴脾经的商丘穴。

⑤肾疟

《素问·刺疟》有"肾疟者，令人洒洒然，腰脊痛宛转，大便难，目眴眴然，手足寒，刺足太阳少阴"的记载。马莳认为，肾为腰之府，疟邪伏于肾脏，当疟病发作时，则肾为邪热所害，腰脊部疼痛，转侧不利，肾阴耗伤则大便难，水亏火盛，上扰清窍，则视物模糊，目眩不清。治疗时则针刺足太阳膀胱经之委中穴与足少阴肾经的大钟穴。

⑥胃疟

《素问·刺疟》有"胃疟者，令人且病也，善饥而不能食，食而支满腹大，刺足阳明、太阴横脉出血"的记载。马莳认为，由于疟邪伤胃，胃热脾虚，疟病将发之时表现善饥而不能食、食后腹胀等特点。治疗时应当针刺足阳明胃经之历兑穴、解溪穴及足三里穴，同时取足内踝前足太阴脾经络脉以刺络放血。

值得指出的是，马莳虽然擅长于针灸，但是他在注文中也列举了一些常用方剂，如李东垣《此事难知集》中治五脏疟方，以及肺疟用黄芩加芍药汤，心疟用桂枝黄芩汤，肝疟用四逆汤、通脉四逆汤，脾疟用小建中汤、芍药甘草汤，肾疟用桂枝加当归芍药汤，胃疟用理中汤丸等。旨在"姑备此以俟采择"，为后世治疗疟病，提供一些相关方案，以供选择。

（3）六经疟症状、病机及刺法

①足太阳之疟

马莳认为，《素问·刺疟》中"足太阳之疟，令人腰痛头重，寒从背起，先寒后热，熇熇暍暍然，热止汗出，难已，刺郄中出血"的条文，是用来说明膀胱经疟证及其治疗的。由于足太阳经的循行"从巅入络脑，还出别下项"，又其支络"从髆内左右，别下贯臀，过髀枢"，故当疟邪伏于足太阳经时，病人出现腰痛头重、寒从背起的症状。其寒热症状特点是先寒后热，热势更甚。马莳强调疟病之发热与否，与真气有密切的关系，"热生本为真气虚，热止则为真气复"。而足太阳经疟病出现真气恢复而汗反出的症状，充分说明此属邪气旺盛而真气衰弱，不能胜邪的表现，故属难治之证。治疗时则刺足太阳膀胱经的郄中穴以放血。

②足少阳之疟

马莳认为，《素问·刺疟》中"足少阳之疟，令人身体解㑊，寒不甚，热不甚，恶见人，见人心惕惕然，热多汗出甚，刺足少阳"的条文，是用来说明胆腑的疟证及其治疗的。所谓"解㑊"乃胆疟的症状特点是寒不甚寒、热不甚热。至于其症状表现为"恶见人，见人心惕惕然"，是由于木克土之故。马莳引《素问·阳明脉解》中"足阳明之脉病，恶人与火，闻木音则惕然而惊"的观点，证明胆疟伏于足少阳经，木邪传之于土，可致胃热偏盛而胃气不足，产生怕见人的症状，治疗时则取足少阳胆经之侠溪穴。

③足阳明之疟

马莳认为，《素问·刺疟》中"足阳明之疟，令人先寒洒淅，洒淅寒甚，久乃热，热去汗出，喜见日月光火气乃快然，刺足阳明跗上"的条文，是用来再次说明胃疟的症状及治疗的。"六腑只又以胃疟重言者，盖胃为六腑之长也"，强调胃为后天之本，与脾共为气血生化之源，具有非常重要的地位。胃疟的症状特点是先恶寒较甚，久则变热，热退则汗出。马莳认为，其机理在于"盖以热盛则外先寒而久，寒久则始变而为热，至于热去则汗出，亦邪气胜而真气不胜故也"。马莳又引上文《素问·阳明脉解》中足阳明病人恶见人与火的观点，认为胃疟病人喜见日月光，又见火气而感到轻松愉快，是胃气已虚的表现，治疗时应当针刺足阳明胃经的冲阳穴。

④足太阴之疟

马莳认为《素问·刺疟》中"足太阴之疟，令人不乐，好太息，不嗜食，多寒热汗出，病至则善呕，呕已乃衰，即取之"的条文，同样是用来说明脾疟的症状及治疗的，与前文脏腑疟中脾疟，主要是描述疟气在脏时所产生的各种症状，而此处则指疟气在于足太阴经络。其疟病寒热症状特点是"多寒亦多热"。由于足太阴经的分支从胃上膈，注于心中，而喜为心之志，故其子脾土受病之时，心不能喜而为之忧愁不乐，因此病人出现好太息的表现。同时脾胃的运化功能也因疟邪而出现不足，导致病人不喜饮食的症状。马莳指出，由于脾脉循行入腹，属脾络胃，上膈挟咽，当疟气来犯时，病人可出现呕吐，但疟邪亦可随吐而散，邪有出路，是疾病向愈的表现，此时亦当尽快针刺足太阴脾经络穴公孙。

⑤足少阴之疟

马莳认为《素问·刺疟》中"足少阴之疟，令人呕吐甚，多寒热，热多寒少，欲闭户牖而处，其病难已"的条文，与上文足太阴之疟条文一样，用来说明脾疟在经的症状及治疗。足少阴经疟证的寒热特点是寒热不时，热多寒少，这因肾受疟邪侵害，阴气不足所致。欲闭户牖而处本是胃病的症状，今反见于肾疟证，是"土刑水"的不良表现，因此属于难治的病证，治疗时则针刺足少阴肾经的太溪穴与大钟穴。

⑥足厥阴之疟

马莳认为《素问·刺疟》中"足厥阴之疟，令人腰痛，少腹满，小便不利如癃状，非癃也，数便意，恐惧，气不足，腹中悒悒，刺足厥阴"的条文，也是用来说明肝疟在经的症状及治疗的。足厥阴肝经"循股阴入毛中，环阴器，抵小腹"，肝受疟气侵害，经气不利，出现腰痛、少腹满及小便不利而频数的现象。肾之志为恐，疟害日久，肾气不足，病人则出现惊恐的表现，当取足厥阴肝经的太冲穴加以治疗。

最后，马莳也列举了几个常用的治疗六经疟的方剂供参考，如李东垣《此事难知集》中治六经疟方，以及足太阳经疟病用羌活加生地黄汤、柴胡加桂汤，足阳明经疟病选用桂枝二白虎黄芩芍药加桂汤，足少阳经疟病选用小柴胡汤，足太阴经疟病选用小建中汤或异功散，足少阴经疟病方取小柴胡半夏汤，足厥阴经疟病方用四物玄胡苦楝附子汤等。

马齿

后世影响

一、历代评价

  《内经》分《素问》与《灵枢》两个部分，历来是习医者必读之书，但由于篇幅巨大，内容庞杂，文辞古朴，语义艰深，更兼年代久远，书缺简脱，文句衍倒，鲁鱼之误，在所难免，传习者不明其要，舛讹百出。马莳不但利用自身扎实的儒学底蕴，集各家之大成，旁征博引，整次编辑，做出了相应的解释。更重要的是，他多采用浅显易懂、近乎白话的文字，并辅以当时吴越街口坊间的俗语，对《内经》中一些古代病名、病证以及定位做出了简明的注释，如："皶，俗云粉刺。""肺发胀满，致膨膨然，俗云膨脖。""喉咙者，气之所以上下者也，俗云气喉是也。""咽喉者，水谷之道路也，俗云食喉是也。"虽然这些阐发并非全部合乎经旨、符合原义，汪昂直斥"舛缪颇多，又随文敷衍，逢疑则默"。但因其简单明了，通俗易懂，总令初读《内经》之研习者能克服畏难之心，在近乎口语化的注文之中，寻求神圣经典入门之道，其启蒙之功不可轻易抹杀。阳春白雪，下里巴人，正是因为马莳对于《内经》的通俗解读，使得艰深的医理不再晦涩难明，故康熙版《浙江通志》赞其为"医家之津梁"。

  马莳首次通注《灵枢》，尤为后世医家推崇，清代汪昂便称赞其"《灵枢》从前无注，其文字古奥，名数繁多，观者蹙额颦眉，医家率废而不读。至明始有马元台之注，其疏经络穴道，颇为详明，可谓有功后学"。给予马莳很高的评价。此后，张介宾之《类经》、张志聪之《灵枢集注》、日本丹波元坚之《灵枢识》，都在许多方面受其启发。马莳所著《难经正义》虽流传甚少，但其中的一些学术主张在当时也引起了学术界的关注，许多学者对个中得失多有褒贬，以与马莳同时代的孙一奎尤为鲜明。孙氏在其著作《医旨绪余》中撰"难经正义三焦评"专篇加以讨论，对于书中马莳主张的"三焦有二"说，大不以为然，给出了"斯言不能无弊……不可强解者，亦非聪明所可臆度，不可辩者宁缺之，不敢妄议，恐增后人一障"的评价，认为此属牵强附会之说，与经旨相悖，当不予理会。但对于《难经正义》的其他篇章，则甚为推崇，认为马莳"搜究经旨甚博，考证诸篇极工致，非苦心者不能也"，对马氏的学术态度和学术水平给予了极高的评价。

二、后世发挥

马莳卷篇九分的方法，开启了一种全新的《内经》版本系统，如马继兴将其归纳整理，分为四类系统：第一类是二十四卷王、林注本系统，即在嘉祐原本的基础上直接反复刊刻的各类版本；第二类是十二卷王、林注本系统，即在嘉祐本的基础上每两卷合为一卷；第三类是卷次不同的各类注本，主要包括五十卷本、九卷本及不分卷本；第四类是16世纪以后的白文本与其他合注本，马莳之著作就是第四类中白文本的典型代表。他首创的注解篇名、小结段义的方法，启迪了一批明清时期的《内经》注家，如张志聪的《黄帝内经素问集注》、高世栻的《素问直解》以及高亿的《素问直讲》等。一方面，他们均采取九卷九篇的规制对《素问》原文进行重新划分。另一方面，他们仿照马莳注解的方法，删去了《素问》句文下王、林的注文，加以小结，并重新注释。如关于《素问·阴阳应象大论》，张志聪即在篇目之下谓："此篇言天地水火、四时五行、寒热气味，合人于脏腑身形，清浊气血，表里上下，成象成形，莫不合乎阴阳之道。至于诊脉察色，治疗针砭，亦皆取法于阴阳，故曰阴阳应象大论。"高士宗则谓："阴阳者，太极初开，始为一画之所分也。应象者，天地之阴阳，人身之阴阳，皆有形象之可应也。天地之阴阳，应象于人身，人身之阴阳，应象于天地，五运五行，应象无方，此篇为'五运行大论'之提纲，故曰'阴阳应象大论'。"虽然各家观点有所区别，但其注解篇名之法皆宗于马莳。由此产生了许多经义新解，对于丰富《内经》学术研究，促进各家学术争鸣，起到了巨大的促进作用。

三、海外流传

马莳的著作远播日本，为日本汉方医学界学习华夏医学瑰宝提供了入门捷径。1608 年，《黄帝内经素问注证发微》在日本刊行，王洪图氏提出："马莳注是当时最先端的外来医书，很快被秦宗巴所注目，并着手考究。"秦宗巴为日本名医曲直濑道三的门人，先后任丰臣秀吉与德川家康的侍医，著有《素问注抄》等。他最早传授并宣讲马莳的《黄帝内经素问注证发微》，"听讲者达数百之众""可以说江户时代《黄帝内经》研究是以秦宗巴的马玄台研究为开端的"。这里有个有意思的例子，可以旁证马莳在日本名声之隆盛。长崎是当时中国人移民日本的第一站，许多中国人便将此地作为自己的第二故乡而长久地生活下去。中医业医之士云集长崎，如著名的陈明德、戴曼公等均悬壶于该地。同行人数的激增与医疗市场的局限，僧多粥少，使得竞争格外激烈，许多行医之人打出了名家传人的牌号，如陈明德以朱丹溪之名，戴曼公以龚廷贤之号，更有妄改族谱，辩称同宗，攀龙附凤者。如任唐通事的马荣宇于 1627 年入籍日本。其子寿安，号友松，以北山道长著名，在大阪开业行医，学术富瞻，颇有声誉，作《北山医案》等十余种医书。想来是初执业时生存的不易，马荣宇只得从姓氏中寻找与名医的联系，为自己找一块金字招牌，他想到了马莳，据日本出版的《日本中医奠基人》记载，马荣宇坚称自己是马莳的子孙，这种做法无疑从一个侧面反证了马莳及其学术思想在日本受欢迎的程度。

此外，明代王文洁撰《王氏秘传图注八十一难经评林捷径统宗》（以下简称《评林》）一书，除个别注文出自《勿听子俗解难经外》，通篇摘抄《难经正义》，并将原书图解 82 幅移于卷首，虽有作伪之嫌，但毕竟保留了马莳之旧。该书在日本引起了巨大的轰动，为日本学者广为诵读，视为经典。如日本最早的三部《难经》研究著作《难经本义抄》《难经抄》以及《难经捷径》，其作者寿德庵玄由多次注按"马氏与《评林》同"；又有森本玄闲作《难经本义大抄》，几乎全部收录了《评林》的图注。因此，《评林》的流行在很大程度上亦可视为马莳的学术思想对于日本汉方医学界的巨大影响。

综上所述，马莳倾尽毕生精力所著《黄帝内经素问注证发微》《黄帝内经灵枢注证发微》《难经正义》《脉诀正义》等中医经典考释之作，对于中医学理论的传承与发展具有承前启后、继往开来的巨大作用。正是他以简单朴实的语言对于《内经》各篇条文逐条注解，又在医理相通之处《灵》《素》互证，合二为一，令初习中医的后学之士不再以之为畏难之事，能从宏观角度对《内经》博大精深的理论体系有所理解、有所感悟，进而上下求索，触类旁通，探求经旨本义，不断提高自身的理论水平，更加有效地解决患者的痛苦。从这个角度看，马莳作为《内经》学术思想的引路人，真正无愧于"医家之津梁"的光荣称号。

马蔺

参考文献

［1］王鸣盛．十七史商榷（二）［M］．北京：商务印书馆，1937.

［2］殷仲春．医藏书目［M］．上海：群联出版社，1955.

［3］张卿子．张卿子伤寒论［M］．上海：上海卫生出版社，1956.

［4］李时珍．脉诀考证［M］．北京：人民卫生出版社，1956.

［5］列宁．列宁哲学笔记［M］．北京：人民出版社，1960.

［6］皇甫谧．针灸甲乙经［M］．北京：人民卫生出版社，1962.

［7］杨上善．黄帝内经太素［M］．北京：人民卫生出版社，1965.

［8］赵尔巽．清史稿［M］．北京：中华书局，1977.

［9］高武．针灸聚英［M］．上海：上海科学技术出版社，1978.

［10］王安石．王安石老子注辑本［M］．容肇祖辑．北京：中华书局，1979.

［11］张隐庵．黄帝内经素问集注［M］．上海：上海科学技术出版社，1980.

［12］马继兴．中医文献学基础［M］．北京：中国中医研究院，1981.

［13］高士宗．黄帝素问直解［M］．于天星，按．北京：科学技术文献出版
社，1982.

［14］张介宾．类经［M］．北京：人民卫生出版社，1982.

［15］吴崑．内经素问吴注［M］．济南：山东科学技术出版社，1984.

［16］周学海．内经评文［M］．扬州：江苏广陵古籍刻印出版社，1984.

［17］蔡冠洛．清代七百名人传［M］．北京：中国书店，1984.

［18］徐大椿．难经经释［M］．王自强，校注．南京：江苏科学技术出版社，
1985.

［19］王好古．此事难知［M］．项平，点校．南京：江苏科学技术出版社，
1985.

［20］滑寿著.《十四经发挥》校注［M］.茹古香，薛凤奎，李德新，校注.上海：上海科学技术出版社，1988.

［21］潘楫.医灯续焰［M］.杨维益，点校.北京：人民卫生出版社，1988.

［22］李时珍.《奇经八脉考》校注［M］.王罗珍，李鼎，校注.上海：上海科学技术出版社，1990.

［23］陆游.陆放翁全集［M］.北京：中国书店，1991.

［24］班固.汉书［M］.颜师古，注.郑州：中州古籍出版社，1991.

［25］陈梦雷.古今图书集成医部全录［M］.北京：人民卫生出版社，1991.

［26］赵国璋，潘树广.文献学辞典［M］.南昌：江西教育出版社，1991.

［27］李经纬，孙学成.四库全书总目提要［M］.上海：上海科学技术出版社，1992.

［28］李焘.续资治通鉴长编［M］.北京：中华书局，1993.

［29］张仲景.伤寒杂病论［M］.刘建平，刘仲喜，编著.石家庄：河北科学技术出版社，1994.

［30］张介宾.景岳全书［M］.夏之秋，校注.北京：中国中医药出版社，1994.

［31］近世漢方医学書編集委員会著.日本の漢方を築いた人々［M］.东京：医圣社，1994.

［32］脱脱.宋史［M］.长春：吉林人民出版社，1995.

［33］滑寿.难经本义［M］.傅贞亮，张崇孝，点校.北京：人民卫生出版社，1995.

［34］张璐.张氏医通［M］.李静芳，建一，校注.北京：中国中医药出版社，1995.

［35］张廷玉.明史［M］.长春：吉林人民出版社，1995.

［36］钱超尘.中医药文献研究论丛［M］.北京：中医古籍出版社，1996.

［37］管仲.管子［M］.吴文涛，张善良，编著.北京：北京燕山出版社，1996.

［38］王冰.黄帝内经素问［M］.鲁兆麟，点校.沈阳：辽宁科学技术出版社，1997.

［39］范晔著.后汉书［M］.李贤，注.北京：中华书局，1997.

［40］李駉.黄帝八十一难经纂图句解［M］.王立，点校.北京：人民卫生出版社，1997.

［41］王洪图.黄帝内经研究大成［M］.北京：北京出版社，1997.

［42］房乔.晋书［M］.延吉：延边人民出版社，1998.

［43］秦越人.难经［M］.孙桐，编.北京：中国医药科技出版社，1998.

［44］王叔和.脉经［M］.吴承玉，主编.北京：中国医药科技出版社，1998.

［45］马莳.黄帝内经素问注证发微［M］.田代华，主校.北京：人民卫生出版社，1998.

［46］马莳.黄帝内经灵枢注证发微［M］.王洪图，李砚青，点校.北京：科学技术文献出版社，1998.

［47］汪昂.汪昂医学全书［M］.北京：中国中医药出版社，1999.

［48］陈桥驿.吴越文化论丛［M］.北京：中华书局，1999.

［49］中村元.东方民族的思维方法［M］.新北：淑馨出版社，1999.

［50］闵芝庆.海外回归中医善本古籍丛书·伤寒阐要编［M］.北京：人民卫生出版社，2003.

［51］孔丘.论语［M］.李浴华，马银华，译注.太原：山西古籍出版社，2003.

［52］王十朋.会稽三赋［M］.扬州：广陵书社，2003.

［53］吴楚材，吴调侯.古文观止［M］.太原：陕西古籍出版社，2004.

［54］孙广仁.中医基础理论［M］.北京：中国中医药出版社，2004.

［55］王志邦.浙江通史·秦汉六朝卷［M］.杭州：浙江人民出版社，2005.

［56］孟轲.孟子［M］.万丽华，蓝旭，译注.北京：中华书局，2006.

［57］荀况.荀子［M］.安继民，注译.郑州：中国古籍出版社，2006.

［58］司马迁.史记［M］.易行，孙嘉镇，校订.北京：线装书局，2006.

［59］蔡丰明.吴越文化的越海东传与流布［M］.上海：学林出版社，2006.

［60］张仲景.伤寒论［M］.陈仁寿，点校.南京：江苏科学技术出版社，
　　　2008.

［61］黄元御.素问悬解［M］.孙国中，方向红，点校.北京：学苑出版社，
　　　2008.

［62］孙一奎.医旨绪余［M］.张玉才，许霞，校注.北京：中国中医药出
　　　版社，2009.

［63］李著.中医针灸基础论丛［M］.北京：人民卫生出版社，2009.

［64］徐湘亭.素问误文旁证［J］.江苏中医，1963，（8）：34.

［65］林庆彰.晚明经学的复兴运动［J］.书目季刊，1984，18（3）：123

［66］胡元会.《黄帝内经灵枢注证发微》述要［J］.陕西中医函授，1988，
　　　（4）：47-48.

［67］魏之玉，田代华.马莳对《灵枢经》五输穴之发微［J］.山东中医学
　　　院学报，1990，14（4）：13-15.

［68］廖育群.汉以前脉法发展演变之源流［J］.中华医史杂志，1990，（4）：
　　　193-198.

［69］彭坚.帛书《脉法·相脉之道》初探［J］.中华医史杂志，1993，（2）：
　　　102-105.

［70］朱世杰，樊冰.马莳对《素问》注释的贡献［J］.山东中医学院学报，
　　　1994，18（3）：195-197.

［71］真柳誠.江戸期渡来の中国医書とその和刻［EB/OL］.http：//mayanagi. hum.ibaraki.ac jp/paper01/uchida.htm

［72］诸晓英.试论绍兴地区历代名医辈出的原因［J］.中华医史杂志， 1998，28（4）：238-243.

［73］穆俊霞，于娟.马莳注释《黄帝内经素问》的成就［J］.中医药研究， 1999，15（5）：2.

［74］杨毓隽.略论马莳注释《灵枢》的特色［J］.浙江中医杂志，2000， 35（1）：28-29.

［75］李庆和，李慧吉.马莳《内经》学术思想初探［J］.天津中医学院学 报，2004，23（3）：113-114.

［76］胥荣东，张军伟."正指直刺，无针左右"的真实含义［J］.中国针灸， 2004（S1）：116-118.

［77］王鸿谟.营气流注分析评价［J］.中国针灸，2005（1）：53-56.

［78］李霜.从"三焦出气"浅谈营气、卫气［J］.新疆中医药，2005（5）:1.

［79］张翠红.阴有阳疾者取之下陵三里略释［J］.辽宁中医杂志，2006（3）： 285-286.

［80］黄海波.《黄帝内经》三家注精解钩沉［J］.中国中医基础医学杂志， 2006，12（11）：811-812.

［81］朱鹏翀，陈晓.近十年《黄帝内经》文献研究概况及展望［J］.中医 文献杂志，2008（5）：44-46.

［82］陈时，付文涛.从《灵枢》看六腑病的取穴原则［J］.按摩与导引， 2008（10）：40-41.

［83］梁宜，方剑乔.《灵枢》经筋理论探析［J］.中医杂志，2008（6）： 488-490.

［84］金永日.《脉书》对中医理论体系影响之探讨［J］.中医文献杂志，

2008（5）：10-12.

［85］李永春.《内经》针刺要在"随应而动"［J］.中华中医药学刊,2008(6)：
　　　1346-1347.

［86］马元.《灵枢·官针》刺法探析［J］.山东中医药大学学报,2009（5）：
　　　404-405+407.

［87］赵京生，史欣德.论经脉理论的两种模式［J］.中国针灸,2009（12）：
　　　1016-1020.

［88］邱新红，陆寿康.试论《内经》针刺补泻手法操作［J］.中国针灸,
　　　2009（10）：850-853.

［89］刘清国，王丽.腧穴本义［J］.北京中医药大学学报，2009，32（6）：
　　　428.

［90］刘智斌，牛晓梅.论"二十一节"定位［J］.中国中医基础医学杂志,
　　　2010（3）：241-243.

［91］曹健，许霞.明代医家马莳针灸学术思想浅析［J］.中医学报，2011，
　　　26（10）：1279-1280.

汉晋唐医家（6名）

张仲景　王叔和　皇甫谧　杨上善　孙思邈　王　冰

宋金元医家（18名）

钱　乙　成无己　许叔微　刘　昉　刘完素　张元素

陈无择　张子和　李东垣　陈自明　严用和　王好古

杨士瀛　罗天益　王　珪　危亦林　朱丹溪　滑　寿

明代医家（25名）

楼　英　戴思恭　王　履　刘　纯　虞　抟　王　纶

汪　机　马　莳　薛　己　万密斋　周慎斋　李时珍

徐春甫　李　梴　龚廷贤　杨继洲　孙一奎　缪希雍

王肯堂　武之望　吴　崑　陈实功　张景岳　吴有性

李中梓

清代医家（46名）

喻　昌　傅　山　汪　昂　张志聪　张　璐　陈士铎

冯兆张　薛　雪　程国彭　李用粹　叶天士　王维德

王清任　柯　琴　尤在泾　徐灵胎　何梦瑶　吴　澄

黄庭镜　黄元御　顾世澄　高士宗　沈金鳌　赵学敏

黄宫绣　郑梅涧　俞根初　陈修园　高秉钧　吴鞠通

林珮琴　章虚谷　邹　澍　王旭高　费伯雄　吴师机

王孟英　石寿棠　陆懋修　马培之　郑钦安　雷　丰

柳宝诒　张聿青　唐容川　周学海

民国医家（7名）

张锡纯　何廉臣　陈伯坛　丁甘仁　曹颖甫　张山雷

恽铁樵